山本健人

医師1年目になる君たちへ

誰も教えてくれない
些細で、とても
大切なこと

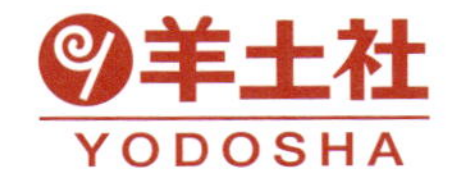

医師１年目になる君たちへ

私は今でも、初期研修医としてはじめて救急外来に出たときのことを鮮明に思い出すことができます。

当時の私は、あまりにも無力でした。

信じられないほどテキパキ働き、次々にスタッフに指示を出す先輩医師。検査の適応や輸液の種類、患者に問診すべき事項を知りつくした看護師。彼ら、彼女らを前に私は苦悩しました。医学生の頃、あれほど真面目に勉強したのに、なぜ自分はこんなにも使い物にならないのかと―。

国家試験の合格に必要な知識と、医療現場で必要とされる知識には、乖離があるのです。

例えば、国家試験を乗り越えたみなさんは、電解質異常をきたす疾患や、そのメカニズムについてよく知っていると思います。ですが、電解質異常を治療するための、末梢ルート確保のコツや、必要な物品のラインナップを知りませんし、患者や家族への説明の方法も知らないはずです。

例えば、呼吸不全をきたす疾患やその治療法について、みなさんはしっかりと学んできたと思います。しかし、患者に酸素を投与するとき、どのデバイスを使い、分速何リットルで投与するのが最適なのか。そう問われると困ってしまうでしょう。

これらは、現場で医師として行うべき、あるいは他職種のスタッフに指示すべき重要な医療行為なのですが、医学部では十分に学びません。誰もが、現場でのOn the job trainingで身に付けるのです。そして残念ながら、臨床現場がこれほど「初見」に満ちた場所であることを、多くの医学生は知りません。だからこそ真面目な医師たちが、この辛い現実に悩まされるのです。

そこで本書ではまず、
「初期研修のスタートをスムーズに切れること」
「本来のスタートラインより少し前進した位置から走り始められること」
を目標に、必要な入門知識をまとめました。本書を読めば、初期研修というプロセスを少し高い位置から俯瞰でき、仕事がずいぶん楽になると思います。

また、初期研修中に壁にぶつかったとき、伸び悩んだときなど、初期研修中を通して、本書の内容はみなさんの支えになると思います。

もちろん、**この時期のみなさんに必要なのは、医学知識だけではありません。**

医師になると、医学生時代より遥かにたくさんのお金を手にすることになります。しかし、お金の使い方や貯蓄の仕方を学生時代から学ぶ人はほとんどいません。医師になって急にまとまったお金が手に入り、さして必要のない保険に加入したり、後先考えずに浪費してしまったり、詐欺的な儲け話に引っかかってしまったりする。そんな後輩は後を断ちません。お金の知識、マネーリテラシーを身に付けるのも、早ければ早いほうがいいに決まっているのです。

また、キャリアについて考えることも大切です。目指したい未来の自分像を描き、そこから逆算して毎日を過ごす。こうした計画性もまた、初期研修の頃に身に付けてほしいと思っています。

本書は、医師１年目になるみなさんへ、そしてあの頃、一人思い悩んでいた医師１年目の私自身へ向けて書きました。

ぜひ早めに通読し、快調な初期研修にしていただくことを願っています。

2025年２月

山本健人

医師1年目になる君たちへ

誰も教えてくれない些細で、とても大切なこと

contents

4章 キャリア形成

5章 マネーリテラシー

Column

1章

必須の臨床知識

01 1章 必須の臨床知識 手技

国試では問われない「針」と「糸」と「管」のお話

多くの研修医が最初に困るのが、針と糸の名前や用途を知らないことです。

「先生、針は何ゲージ使います？」

「先生、糸はサンゼロでいいですか？」

「先生、カテーテルは何フレ準備しますか？」

このような質問を、まだ慣れない時期に矢継ぎ早にされ、慌てふためいてしまう。そういう場面はきっと多いはずです。

看護師の場合、針や糸に限らず、物品や器具の使い方をまとめた資料などが先輩から引き継がれることが多いようですが、医師にはこういう習慣はないことが多いですよね。

ここでは、一般的によく使われる針や糸についてまとめておきましょう！

針の太さ

まず、穿刺針については、用途に応じた太さを覚えておく必要があります。太さの単位は**G（ゲージ）**で、現場で用いる可能性があるのは16～27 Gでしょう。日常生活でGを使うことはないため、mm（ミリメートル）との対応表を見て太さをイメージしておきましょう（**表1**）。

Gの数字が大きくなるにつれて細くなり、mmとは逆相関しますので注意しましょう。

表1　針の太さ

外径		カラーコード	主な用途
ゲージ（G）	mm		
27	0.4	medium grey	
26	0.45	brown	
25	0.5	orange	皮下注射
24	0.55	medium purple	
23	0.6	deep blue	
22	0.7	black	筋肉内注射 静脈内注射
21	0.8	deep green	
20	0.9	yellow	
19	1.1	cream	造影剤の注入
18	1.2	pink	
17	1.4	red-violet	大量輸液・輸血
16	1.6	white	

穿刺針の呼び名はメーカーによって異なりますが、**カラーコードは共通**です。つまり、メーカーが違っても「同じ色なら同じ太さ」ですので、現場ではGではなく色で指示する場面もよくあります（「ブルー針」や「ピンク針」など）。

針の太さはどのように選ぶ？

針の太さはどのように選んでいるのでしょうか？

もちろん**患者にとっては細いほうが痛くないので嬉しいですよね。一方、医療者にとっては太いほうが便利です。**なぜなら、薬液の注入や輸血、血液の採取などを行うのに、太い針のほうが効率がいいからです。

つまり、必要に応じてそれぞれのメリットとデメリットの妥協点を探ることになります。具体的に見ていきましょう。

通常の採血で用いるのは21～22 G程度、造影剤を用いた検査時に必要な針は18～20 G程度（副作用出現時に薬剤投与などを迅速に行うため）

です。

大量輸液、輸血などが必要なときは、16～18 Gでルート確保を行うことも多いでしょう（麻酔科や救急部ローテート中に経験するはずです）。短時間に多量の液体を注入するなら、太いほうが有利ですよね！

一方で、局所麻酔薬の皮下注射や、ワクチン等の皮下（または筋肉）注射は、投与する量が少なく、それほど速さも求められません。ですから、患者の痛みを考慮して、細めの針を使用するのが一般的です。

一般的な局所麻酔薬の注射は22～23 Gを用いることが多いですが、顔面や手指などの皮膚に局所麻酔をする場合など、痛みを考慮して細い針を使いたい場合には、26～27 Gを用います。ワクチンなどの皮下注射も同様に26～27 Gです。

ちなみに、インスリンの注射は30～34 Gとかなり細く、髪の毛より少し太いくらいです。インスリンは1単位＝0.01 mLですから、投与量の少なさと注射頻度の高さを考えれば、痛みを極限まで軽くするのが理想的なのです。

縫合糸の太さ

研修医は、救急外来で創部の縫合を経験することが多いでしょう。その際、糸の太さを知っておく必要があります。糸の太さも数字で表し、以下のようなルールに則っています（表2）。

ポイントとしては、

- **0号、1号、2号と数字が大きくなるにつれて太くなる**
- **0号より細い場合は、2-0、3-0、4-0と数字が大きくなるにつれて細くなる**

の2つです。一見ややこしいのですが、2-0は「00（0が2つ）」、3-0は「000（0が3つ）」という意味ですから、1未満は「0が増えるほど細い」と考えるとよいでしょう。

とはいえ、医療現場でみなさんが出合う「太い糸」の上限は1号くらいで、ほとんどは0号以下です。つまり、「○-0」の形式をとるものを覚えておけば十分、とも言えるでしょう。

表2　縫合糸の太さ

号数	直径（mm）	
12-0	0.001～0.009	クモの糸の太さ
11-0	0.010～0.019	
10-0	0.020～0.029	
9-0	0.030～0.039	
8-0	0.040～0.049	
7-0	0.050～0.069	
6-0	0.070～0.099	日本人の髪の太さ
5-0	0.100～0.149	
4-0	0.150～0.199	
3-0	0.200～0.249	
2-0	0.300～0.339	
0	0.350～0.399	
1	0.400～0.499	
2	0.500～0.599	シャープペンの芯の太さ

太さの使い分けとしては、顔面の創部は5-0から7-0、四肢や体幹は3-0から5-0を使うのが一般的です。太い糸を使うと、傷から遠くをかけて大きく縫うことになり、糸の瘢痕が残りやすくなります。**なるべく細い糸を使い**、マットレス縫合ではなく単結節縫合で縫うのがオススメです。

カテーテルの太さ

カテーテルやドレーンなど「管」の太さは「**フレンチ**」という独特の単位を使います（フランス人医学者によって開発された単位のため）。初期研修で出合う「管」としては、尿道カテーテルや中心静脈カテーテル、胸腔ドレーンなどがあります。カルテ上の記録では「**Fr**」と略すことが多く、口頭では「**フレ**」と略します。

「何フレ使いますか？」

「10フレでお願いします」

といった具合ですね。

1フレンチは1 mmの3分の1で、直径の長さを指します（表3）。つまりフレンチは、これまで挙げた針や糸と違い、数が大きくなるほど太くなる“素直な”単位なんですね。

表3　カテーテルの太さ（成人）

尿道カテーテル（14〜16 fr）、腹腔ドレーン（10〜17 fr）、中心静脈カテーテル（4〜8 fr）

mm	5.7	5.3	5.0	4.7	4.3	4.0	3.7	3.3	3.0	2.7	2.3	2.0	1.67	1.35	1
fr	17	16	15	14	13	12	11	10	9	8	7	6	5	4	3

fr	18	19	20	22	24	26	28	30	32	34
mm	6.0	6.3	6.7	7.3	8.0	8.7	9.3	10.0	10.7	11.3

胸腔ドレーン（18〜19 fr、20〜34 fr）、タピオカドリンクのストロー（30〜34 fr）

尿道留置カテーテルは14〜16フレンチ、中心静脈カテーテルが4〜8フレンチの幅が多いでしょう。一方、ドレーンは、使用する領域や目的、排出するものの性状によって最適なサイズは大きく異なります。また、これらのカテーテルのサイズは「外径」を表しますが、挿管チューブ（気管チューブ）のサイズは「内径」を表記します。

ちなみに、タピオカドリンクのストローは約30〜34フレンチです（！）。

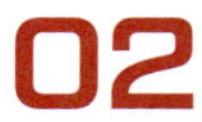

末梢ルート確保は簡単ではない！

私が医師になってはじめて患者を診療したのは、救急外来でした。救急車がひっきりなしに来る全国有数のER型救命救急センターに、素人同然の若造が突然放り込まれたのです。改めて振り返ると、よくぞ乗り越えた！ と自分を褒めたいくらいです。

さて、私が最初にいきなりつまずいたのが末梢ルート確保です。末梢ルート確保は、医師以外の職種でも容易に行える処置として軽んじられがちですが、ビギナーにとっては大きな関門です。

それには、こんな理由があるからだと私は思っています。

- 患者は完全にアウェイクなので、リアルタイムに上級医からの指導を受けづらい
- 位置的に、患者が容易に「じっと見つめる」ことができる処置である（実際針先をじっと見つめられることは多い）
- 「不成功」が患者にわかりやすい（「失敗しないでね」と言われて当惑することもある）
- 血管の走行や太さは個人差が非常に大きく、練習を活かしづらい
- 初期研修医から見れば看護師のほうが遥かに上手い（看護師の前で行うときは肩身が狭い）

外科医である私にとって、これらはある意味、手術より難しいとすら思われるポイントなのです。考えてみてください。

全身麻酔手術では、患者の意識はありませんし、直接手取り足取り指導

を受けることができます。それに、医師のパフォーマンスの良し悪しは患者には評価しづらいですし、看護師のほうが上手い、ということもさすがにありません。手術は他職種にはできませんからね。ですから、

「末梢ルート確保が苦手だ」

「末梢ルート確保がどうにも上手くなれない」

と思うあなた、全く心配ご無用です！ そういう難しい処置を最初から（しかも大して指導もされないうちから）やらされているのですから。

一方で、末梢ルート確保の処置自体はシンプルですから、慣れれば誰でも簡単にできるようになります。その点でも心配ご無用でしょう。**「同期の○○先生は自分よりはるかに上手い」などと些細なことに気を揉むのも、長い医者人生の最初の1年だけですよ。**

末梢ルート確保の手順

では、ここで末梢ルート確保の手順を確認しておきましょう！

①血管の選択

穿刺前の準備として、**「血管の選択」が最も大切**です。太くて蛇行のない血管を選びましょう。何度か失敗して心理状態が乱れると、冷静に選びづらくなります。慣れない頃ほど、穿刺前の準備にしっかり時間をかけましょう！

血管が細くて難しそうな場合は、「かなり細いですねぇ」と、難しい処置になる旨を口に出してもよいでしょう。「そうでしょう？ いつもみなさんを困らせています」といった言葉が返ってくることもあり、お互いのリラックスにつながります。血管を指で叩いたり押さえたりなどの刺激で膨らまし、穿刺部位をなるべく心臓より低い位置にするといった準備も有効です。

なお、関節付近の血管はもちろん避けましょう。腕の曲げ伸ばしでラインが折れるなどして、点滴の滴下速度が変わってしまうためです。関節付近の静脈が使えるのは、採血を行うときだけです。

②血管の固定

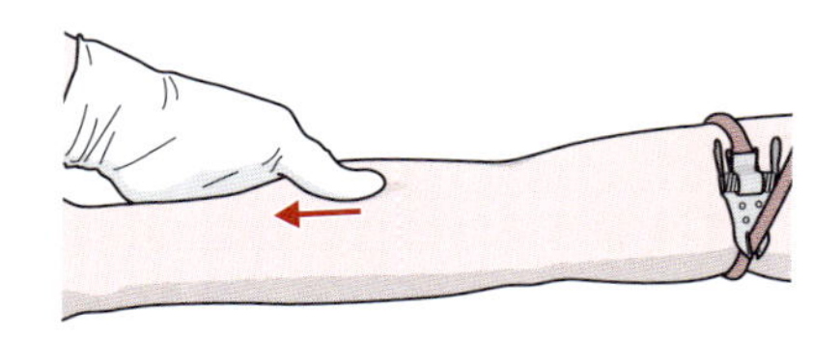

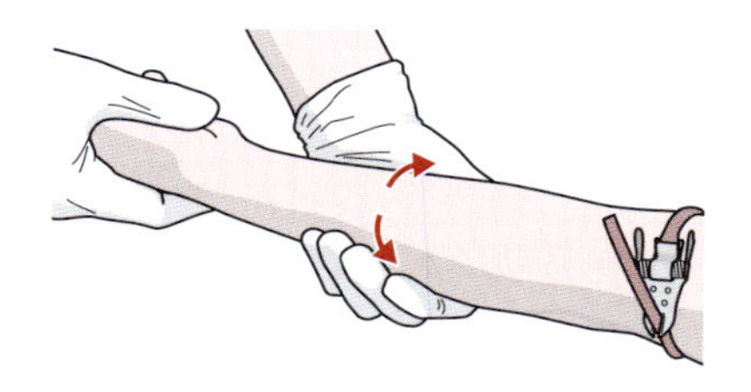

穿刺前に血管を固定することは、非常に重要です。太くて標的の大きな血管でも、固定が甘いと容易に逃げてしまいます。手前の皮膚を引っ張ることが多いですが（図左）、逃げそうな場合は、左手を前腕の裏側に回して左右に皮膚を広げ（図右）、広い面で緊張をかけるのも有効ですよ！

③穿刺

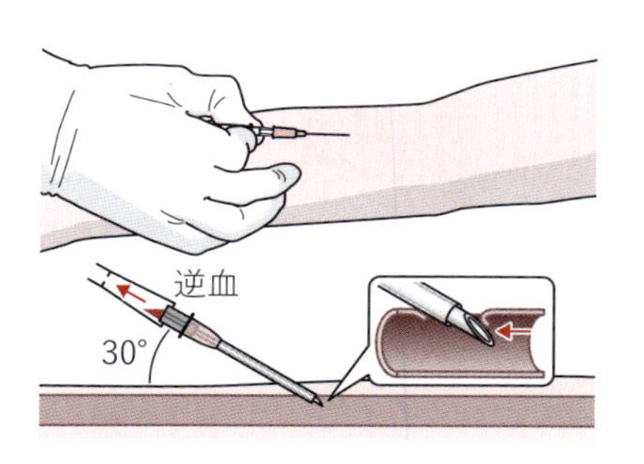

皮膚に対して約30°の角度で穿刺します。

慣れないうちは視野が狭くなり、穿刺部位そのものに集中しがちですが、**意識すべきは「針の行き先」です。**血管がどの方向に伸びていくのかをイメージしながら針を進めなければ、血管内に留置できません。

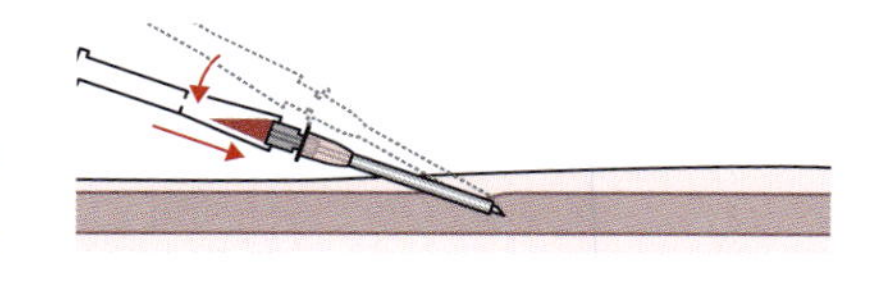

逆血があったら針を寝かせ、**「角度ゼロ」のイメージで先端を先進**させます。

④外筒を進めて内筒を抜去する

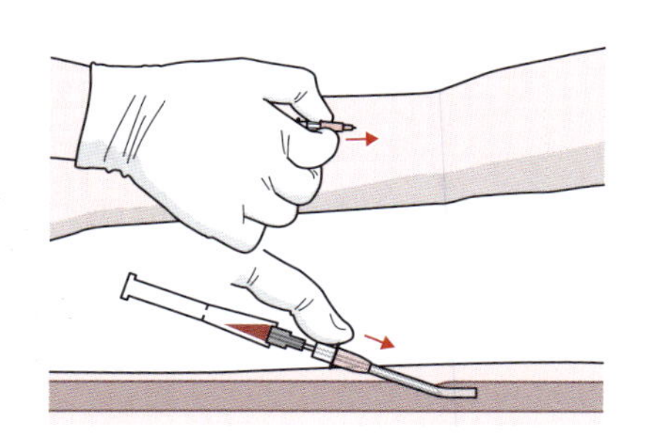

抵抗がないことを確認しながら外筒を進めます。この際、**血管を固定した左手はそのまま維持**して、右手の人差し指だけで外筒を先進するのが望ましいでしょう。左手を外す

と、針の先端が血管から抜けてしまう恐れがあるためです。また、外筒と内筒の先端の位置にはズレがあるため、逆血を見てすぐに外筒を進めようとすると上手くいきません。針先の位置をイメージし、外筒の先端がきちんと血管内に入った位置から挿入する意識が大切です。

外筒が入ったら、駆血帯を外して内筒を抜きましょう。最初の頃は、駆血帯を外す前に内筒を抜いてしまい、シーツを血液で汚すという失態を誰しも経験すると思います。

ここでのコツは、**外筒さえ入れば右手から意識を外し（力を抜いて内筒を軽く支えるか、右手を離してしまってもよい）、「駆血帯を外す左手に意識を移動させる」ということ**です。慌てずゆっくり行いましょう。

あとは点滴ラインをつなぐだけですが、ここは看護師に任せるケースが多いでしょう。

Check 同じ施設であっても、救急外来、一般病棟、ICU、内視鏡室など、部署によって異なるメーカーの穿刺針を使用していることがあります。逆流防止弁の有無や、針の持ちやすさ、外筒の先進させやすさなどが異なりますので、注意しましょう。

私はビギナーの頃は、慣れたメーカーのものが用意された部署に自ら取りに行って使っていました。最初は、自分の「メンタルに優しい」やり方を選ぶのがオススメですよ！

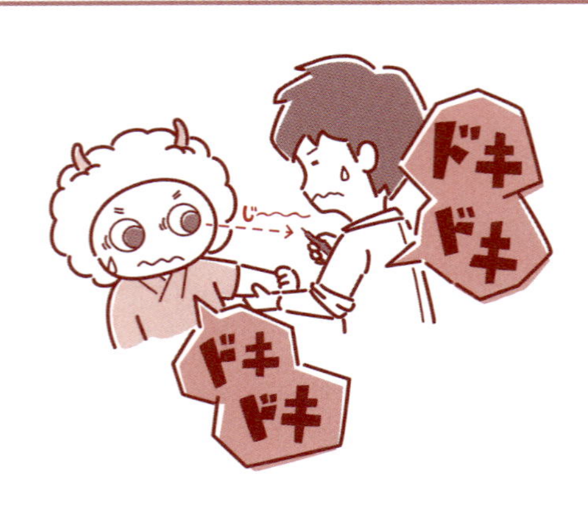

輸液を理解するための最低限の知識

初期研修医として救急外来ではじめて末梢ルート確保ができ、喜んだのも束の間、

「輸液の種類はどうします？」

「速度はどのくらいで？」

という質問が飛んできますよね。またしても「国試で問われない知識」です。

国試で脱水の患者に「輸液を行う」と答えられた医学生でも、「1時間に何ミリリットルの速度で行うか？」と問われると困ってしまうと思います。

また、

「サンカツはつなぎますか？」

「クレンメを開けてくれますか？」

と看護師から矢継ぎ早に指示が飛び、慌てることもあるでしょう。

ここでは、ビギナーが知っておきたい最低限の知識をまとめておきましょう！

輸液に用いる物品

輸液に用いる物品は、一般的に3種類あります。

①製剤が入った袋（輸液バッグ・ボトル）

②バッグからつながる管（輸液ライン）

③血管に挿入された細くて短い管（末梢静脈カテーテル、静脈留置針）

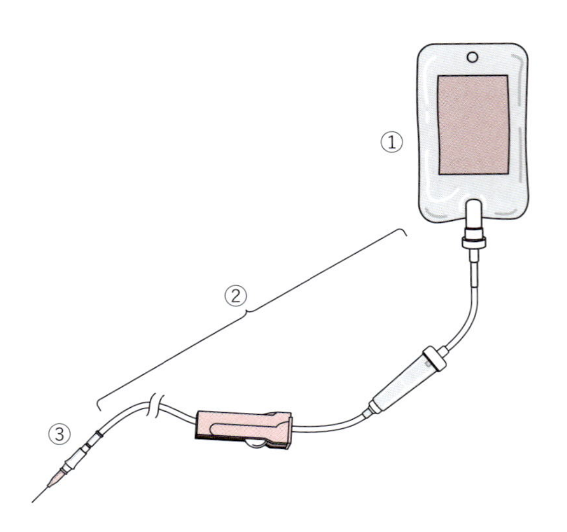

バッグに管をつないで放置すると、輸液製剤はあっという間に流出してしまいますね。そこで、速度のコントロールが必要になります。速度の調節システムは輸液ラインの途中にあり、「**クレンメ**」と呼びます。

この仕組みは、実にシンプルで原始的です。管を押しつぶして通り道を細くし、液体の通るスピードを遅くするだけです。「管をどのくらい押しつぶすか」で、投与スピードを変えることができるのです。

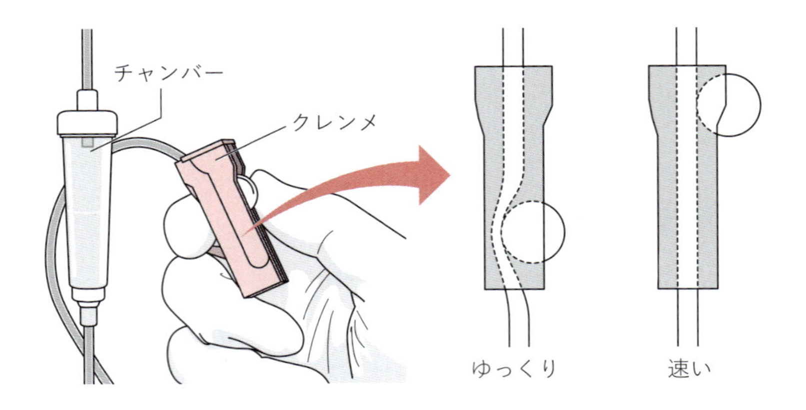

このスピードは、液体がポタポタ落ちる筒を見て調節します。これを「**チャンバー（点滴筒）**」と呼びます。

チャンバーと時計を同時に見ながら、「**一定時間に何滴落ちるか**」を計算し、その製剤を指示された時間で投与できるようスピードを調節します。

ラインの途中に「**三方活栓**」を接続することがありますが、これを略して「サンカツ」と呼びます。この仕組みも医師になるまで学ばないので、最初は面食らうことがあります。

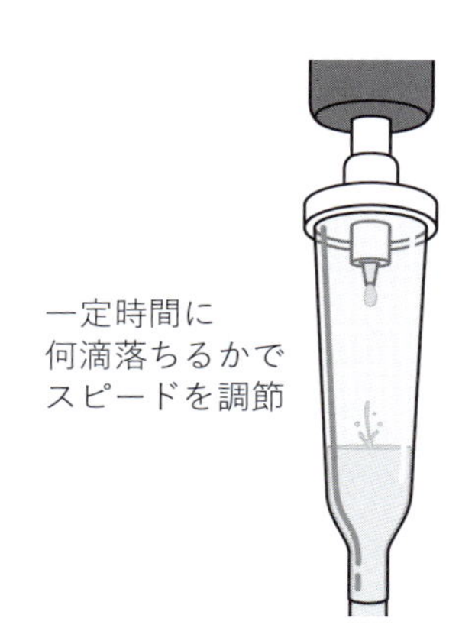

R型

3本のレバーがあり、
レバーの方向に開通している

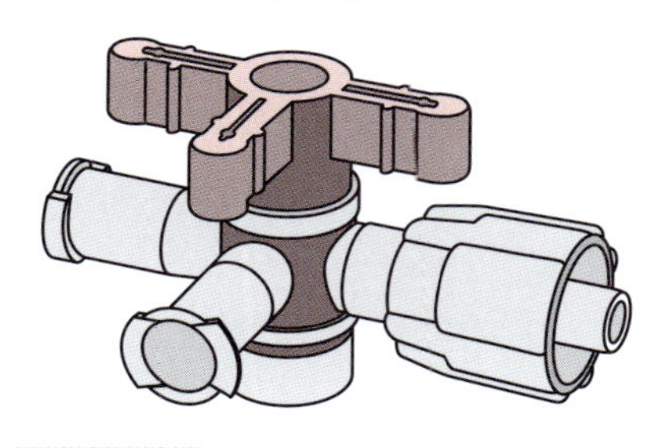

L型

レバーが1本で、
レバーの方向は開通していない

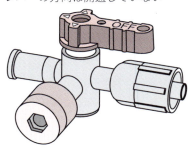

L型を例に

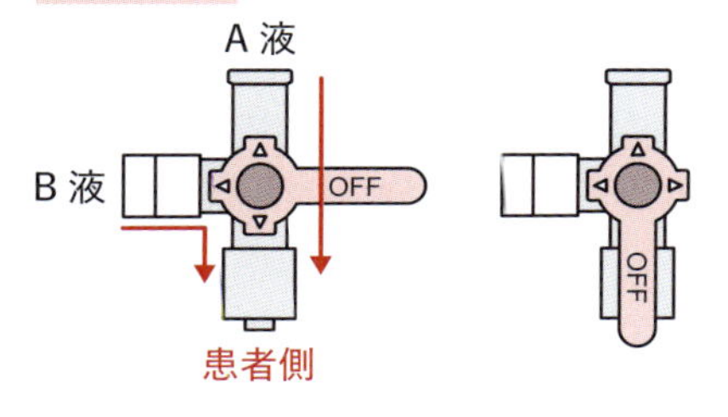

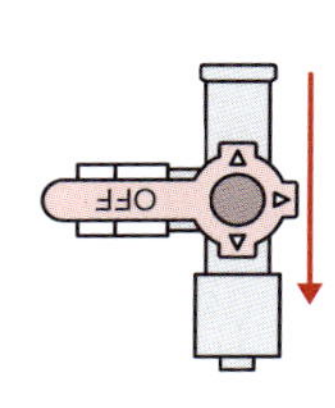

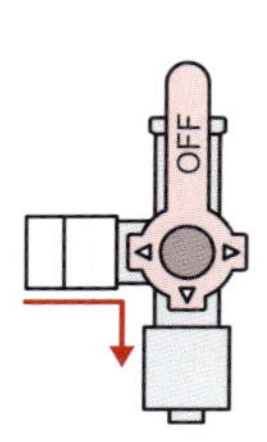

とはいえ、表示を見れば使い方はすぐにわかります。矢印が書いてある方向は液体が通過でき、「OFF」と書いてある方向へは液体が通過できません。

輸液の種類

輸液について学ぼうと思い立っても、製剤の種類があまりに多くて苦戦する人が多いかもしれません。大切なのは丸暗記ではなく、基本的な考え方を頭に入れておくことです。

まずは、**「体液の分布」から覚えましょう。**

体の約60％は水分、つまり、体重60 kgの人の体液の総量は約36 Lです。これが「細胞外液：細胞内液＝1：2」の割合で分布しています。さらに、細胞外液は「血管内（血漿）と血管外（組織間液）＝3：1」の割合で分布しています。

話がややこしくなってきましたが、心配はいりません。以下の図を見てイメージを捉えましょう。

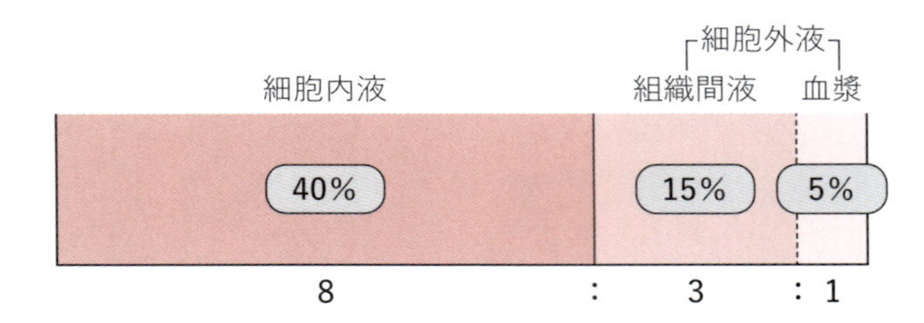

輸液を学ぶ際に、なぜこれを覚える必要があると思いますか？

それは、血管内に注入した輸液製剤が、この3つのスペースのどこにどのくらい分布するかを知っておく必要があるからです。順に説明しましょう。

まず輸液製剤の基本は、

- 生理食塩水
- 5％ブドウ糖液

の2つです。なぜこれが基本になるか、というと、みなさんが病棟でよく目にする**1号液～4号液はすべて、この2つを混ぜ合わせたもの**（カクテル）と言えるからです。

ここではざっくりと、“ウイスキーの水割り”のごとく、「生理食塩水を5%ブドウ糖液で割ったもの」と考えましょう（Na濃度の高い生食が「ウイスキー」です）。例えば、1号液（ソリタ®T1など）は、ざっくり生理食塩水6割、5%ブドウ糖液4割の割合で混ぜたものです。「濃い水割り」ですね。

一方、「維持輸液」と呼ばれる3号液（「ソリタ®T3」や「ソルデム3A」など）は、生理食塩水の割合が約36%になるまで5%ブドウ糖液で薄めたもの、つまり「薄めの水割り」です。ここにカリウムを20 mEq/L追加すれば3号液が出来上がります。

簡単にイメージできますよね？

では、輸液の基本である生理食塩水と5%ブドウ糖液を注射すると、体内でどう分布するでしょうか？

生理食塩水はすべて細胞外にとどまるので、2 Lの生理食塩水を投与すると、間質に1.5 L、血管内に0.5 Lの割合で分布します。一方、**5%ブドウ糖液は「自由水」とも呼ばれ、体全体に8：3：1の割合で満遍なく広がっていきます。**

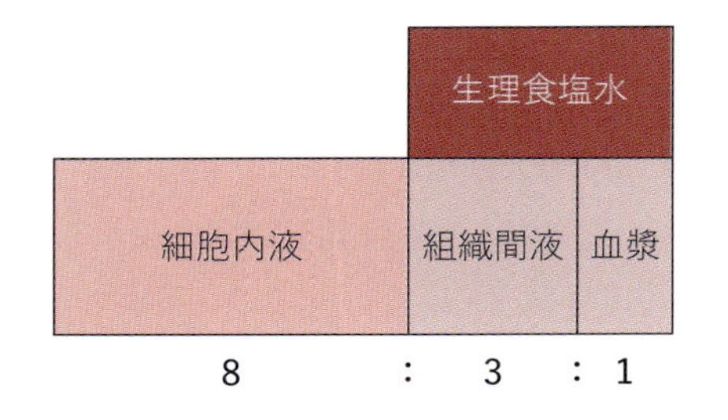

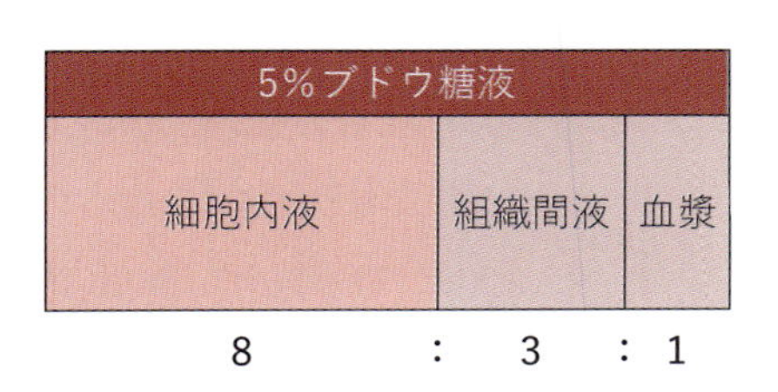

では、3号液500 mL投与すると、その体液分布はどうなるでしょう？生理食塩水は約36%ですから、約180 mLの生理食塩水と約320 mLの5%ブドウ糖液を投与したと考えましょう。

多種多様な輸液製剤をバラバラに捉えるより、ずっと簡単に感じませんか？

輸液の実際

救急外来では、血圧の維持や脱水の補正などを目的に輸液をオーダーすることが多いでしょう。この場合は、循環血液量を維持するため、細胞外にとどまる輸液が最適であるとわかります。生理食塩水の他に、乳酸リンゲル液や酢酸リンゲル液（生理食塩水にカリウムやカルシウム、緩衝液を加えたもの。商品名は「ソルラクト」「ソリューゲン®」「ラクテック®」「ヴィーン®」「フィジオ®140」など）を使うのが一般的です。

一方、病棟で入院患者に輸液を指示する場合、維持輸液を選択する場面が多いと思います。維持輸液の目的は、身体の恒常性を維持することで、細胞内にも水分を行き渡らせる必要があります。ざっくり言えば、「**何らかの理由で経口摂取が全くできなくても、維持輸液を持続的に点滴されれば、必要な水分と電解質が補充される**」と考えるとわかりやすいでしょう。例えば、ソリタ®T3を4本、2,000 mL投与すると、Na 70 mEq、K 40 mEqとなり、1日に必要な電解質としてちょうどいい量になります。

Check 3号液のような低張液を入院患者に漫然とオーダーし続け、医原性の低ナトリウム血症を引き起こすケースをよくみます。例えば、術後の患者や、重症疾患で全身状態が不安定な患者では、さまざまなストレスでADHの分泌が亢進しています。ADH分泌が亢進すると、体に自由水が貯留しやすくなるのです。患者の電解質の値や尿量を見ながら、その都度、輸液製剤を適切に選択しましょう。

輸液の速度と量

私たち人間が1日に必要とする水分の量は、およそ25～30 mL/kgです。よって標準体型の成人が経口摂取できずに維持輸液のみで管理される場合、1日あたり4本（2,000 mL）投与が最もよくみる方法です。

一方、例えばショックの患者に対し、血圧維持のために晶質液を投与する場合は、「全開」と指示しましょう。「可能な限り最大速度で」という意味です。クレンメ全開です。

全開のときの速度は、カテーテルの太さと長さによって決まります。太ければ太いほど、かつ、短ければ短いほど抵抗が少ないため、速く投与されます。

ちなみに、中心静脈カテーテルは万能と思われがちですが、迅速に大量輸液や大量輸血をしたいケースには不向きです。むしろ、太い末梢ルート（16 Gや18 G）のほうがはるかに有用です。「短くて太いから」ですね。

Check 輸液の投与速度を指示するときは、「時速」を使うことが多いと思います。例えば500 mLの製剤を1日1本投与したければ、「20 mL/時」とするのが一般的です。厳密には1日トータル480 mL（20 mL/時×24時間）なので500 mLには満たないのですが、この業界の“暗黙の了解”で20 mL/時は「500 mLの製剤を24時間で投与」を意味します（なぜか誰も教えてくれません！）。同様に1日2本（1,000 mL）なら40 mL/時で、3本（1,500 mL）なら60 mL/時、4本（2,000 mL）なら80 mL/時です。

詳しく知りたい人にオススメの本

- レジデントノート増刊「経過を追って考える　輸液の処方・調整のコツ」（寺下真帆／編）、羊土社、2024

→輸液の教科書はたくさんありますが、ビギナー向けで読みやすくわかりやすいのがこの本です。

動脈ラインの確保にまつわる入門知識

研修医にとって、末梢ルート確保の次に立ちはだかる壁が「動脈ライン（Aライン）確保」です。

まずは、医師になるともう誰も教えてくれないことを、改めて整理しておきましょう。私たちの体表面に透けて見える薄緑色の末梢血管はほぼすべて静脈で、拍動はしていません。一方、動脈はたいてい深いところを通っていて、多くは体表面から見えません。ただし、“例外的に”体表面を通り、拍動を触れる動脈がいくつかあります。それが、総頸動脈や腋窩動脈、橈骨動脈、大腿動脈、足背動脈などです。これらは脈を確認できる動脈なので、医療現場では頻繁に手で触れるのですね。

動脈ラインが必要な場面

一般的な輸液は、静脈から、末梢静脈留置カテーテルを用いて行います。一方、動脈にカテーテルを留置したい場合に行うのが、動脈ライン確保です。

動脈ラインが必要な場面というと、どんなシーンを思い浮かべますか？おそらく最も多いのは、**正確かつリアルタイムに血圧測定を行いたいとき**です。一般的に血圧測定は、上腕にマンシェットを巻いて（あるいは血圧測定器に腕を入れて）行いますが、病態が不安定な場合、この方法では不十分です。なぜなら、血圧が低すぎると測定できないうえ、秒単位の血圧変動を捕捉できないからです。

健康診断で受ける血圧測定を思い出してみましょう。測定するのに「数秒」かかるような手法では、一刻を争う患者の対応は難しいですよね。また、そもそも体表面からの血圧測定は、ある意味で「概算」に過ぎません。血圧（動脈圧）を正確に測定するためには、血管内に直接アプローチしなければならないのは当然です。つまり、Aラインが必要なのは、血行動態が不安定で血圧を連続的に測定したい患者や、昇圧薬や降圧薬で厳密な血圧管理が必要になるような重症患者、手術中に血圧変動をリアルタイムに把握したい患者、ということになります。また、動脈ラインは採血ができるため、採血を頻回にすべきとき（血ガスで酸素化や換気を確認したい、電解質濃度を確認したい、など）もAライン確保の対象になります。

動脈は静脈と違い、体表面から透けて見えないので、**指先に触れる拍動を頼りに針を刺します**。ですから、動脈ライン確保は、静脈ライン確保に比べると少し難しい手技なのですね。

動脈ライン確保の手順

ここで手順を確認しておきましょう。

①適切な肢位をとる

動脈の拍動を確認しやすくするため、手関節を背屈させます。この際、下にタオルなどを入れておくと固定しやすくなります。逆に、背屈させすぎると血管の内腔が潰れて穿刺しにくくなるため注意しましょう。

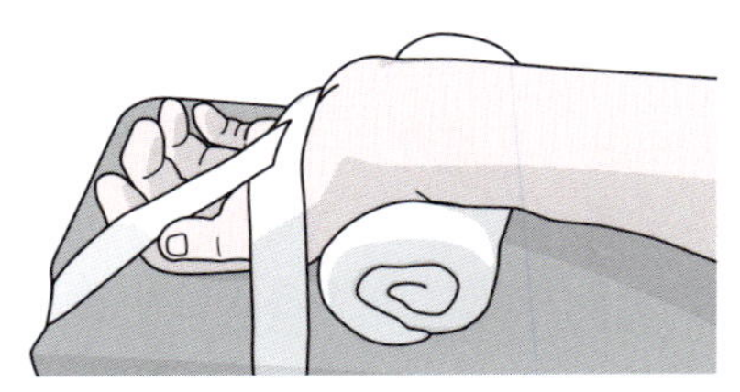

②穿刺部位の確認、消毒

左手の示指と中指の2本で橈骨動脈の拍動を触知し、走行を確認します。

消毒をして、拍動を確認しながら、その真下を目指して穿刺します。血管の走行に合わせて、30～45°の角

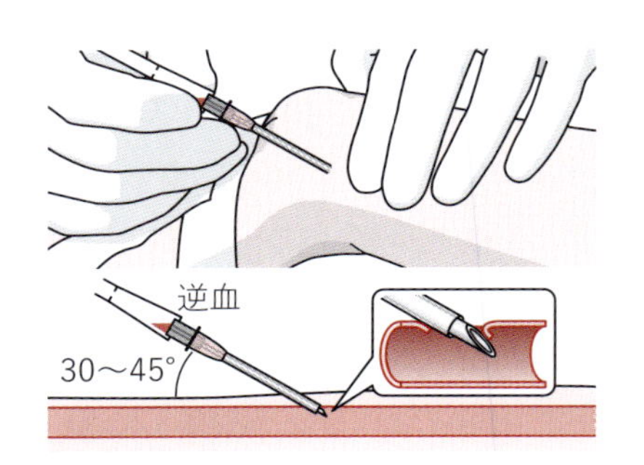

度で思い切って穿刺しましょう。

針は、母指と示指で上からつまむか、鉛筆持ちか、のどちらかの方法で持つと安定します。穿刺するときは、自分自身の**右前腕の力を抜き、軽いタッチで針を持つ**ことが大切です。最初は必ず力みますので、意識的に脱力しましょう。ぜひ、上手な人の「力の抜け方」を観察してみてください。

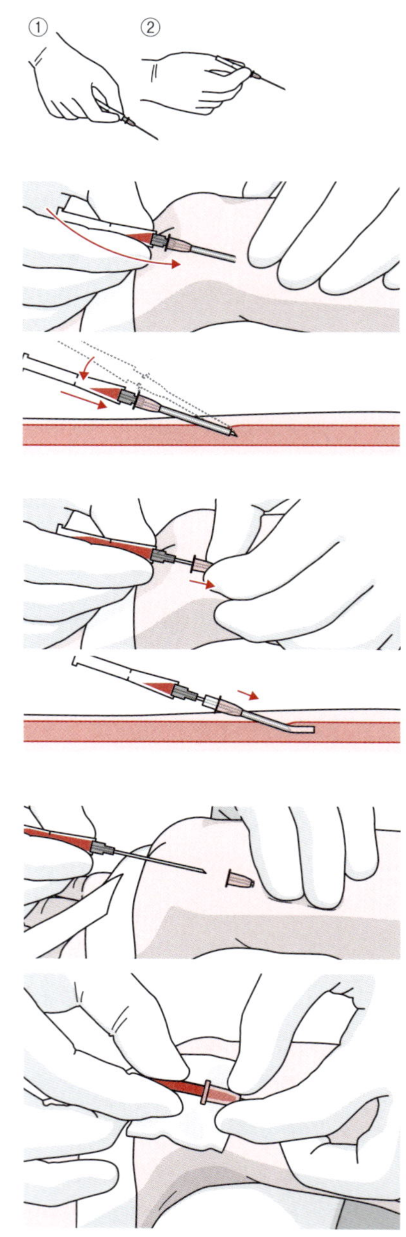

③逆血確認し、外筒を進める

逆血を確認したら、針を寝かせて少し進めた後、外筒のみを血管内に進めます。抵抗があって外筒が進まないときは、向きが誤っている可能性があるため無理に進めてはいけません。最後に**左手で外筒の先端をしっかり押さえて内筒を抜去します。**

この際、左手の圧迫が甘いと外筒から血液が噴出しますので注意しましょう。「強い力で押さえる」より、「正確な位置を押さえる」ことが大切です。外筒の先端付近、正確な位置をピンポイントで押さえれば、それほど強い力は要りませんよ！

④ラインに接続

カテーテルをラインに接続して留置完了です。後は看護師に刺入部を固定してもらいましょう。

Check 教科書的には、動脈ラインを留置する前に局所麻酔を行うことが推奨されています。穿刺が上手くいかないときに患者に何度も痛みを感じさせないこと、穿刺に失敗した際の動脈の攣縮を防ぐことなどが目的です（穿刺にひとたび失敗すると動脈が攣縮することがあり、穿刺がさらに難しくなります）。逆に言えば、「一発で決められるなら局所麻酔は不要」ですから、必ずしも全例において局所麻酔が必要とは限りません。慣れないうちは局所麻酔を用いるのがよいでしょう。

近年は動脈・静脈ともに、エコーガイド下に末梢血管を穿刺する手技を教わるケースも多いと思います。将来的に、内頸静脈の中心静脈カテーテル留置や上腕のPICC留置にも必須となる手技ですので、機会があれば研修医のうちに身に付けておきましょう。

詳しく知りたい人にオススメの本

・「一気に上級者になるための麻酔科医のテクニック 第3版」（四維東州／著）、三輪書店、2021
→麻酔科の先生が異口同音に勧める一冊。こんなにたくさんコツがあるの？ とビックリの名著です。

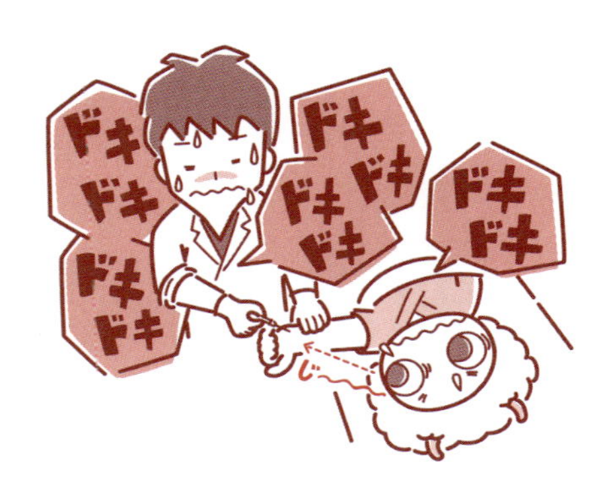

Column

失敗を「引きずる」戦い方

『嫌われた監督　落合博満は中日をどう変えたのか』（鈴木忠平/著、文藝春秋）というベストセラー本に出てくる、元中日ドラゴンズの岩瀬仁紀選手の言葉が印象的です。岩瀬選手といえば、日本プロ野球界の歴史を代表するクローザー（抑え投手）で、今なお最多登板および最多通算セーブ数の記録保持者です。

彼は、「（バッターに）打たれた後、いつ気持ちを切り替えているのか」という記者からの質問にこう答えました。

「切り替えることはないよ。悔しさも怖さも、忘れることなく、次のマウンドまでずっと引きずっていく。そうやって引きずって引きずってはじめて、次のマウンドに立った瞬間に開き直れる。」

私はこの言葉を読んだとき、全身に電撃が走るようなショックを受けました。彼のようなクローザーは、決まって味方が僅差で勝っている試合の最後に登板し、ひりつくような緊張感のなかでパフォーマンスを発揮しなければなりません。凄まじくシビアな役回りです。

勝ちを確定させることでしか成果は評価されにくい一方、失投すれば味方チームが作ってきた試合を台無しにしてしまう。その双肩にはいつも、チームメンバーの思いと、チームを応援する大勢のファンの期待がのしかかります。

数多くのセーブを積み重ねてきた彼ですから、満足のいかない結果に終わったとき、その落胆を次に引きずらないよう気持ちを切り替えるコツがきっとあるのだろう。そう思う人は多いはずですが、彼は「切り替えることはなく引きずったまま開き直る」と言っているのです。

この話を読み、医師として私もこうありたい、と感じました。私たちが相対する患者は、それぞれに何十年と歩んできた人生があり、その人に生きてほしいと願う家族や友人がいます。私たちの判断の誤りが、それらを台無しにしてしまうかもしれない。もし仮に満足のいかない結果に終わったとき、患者の家族は生涯、その事実を忘れず生きていくでしょう。そうであれば、私自身もまたそれを「引きずって」、記憶にとどめ、次への糧にしていく必要があるのだと思います。

岩瀬選手のように謙虚な「開き直り」で、いい結果を少しずつ積み重ねて行けたら、と思うばかりです。

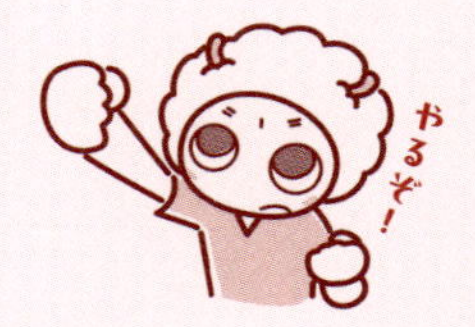

「穿刺」には5つのコツがある

末梢ルート確保から、動脈ライン確保、腰椎穿刺、中心静脈カテーテル留置など、患者がアウェイクの状態で行う「穿刺」は数多くあります。

私がこれまで何度も見てきたのは、医師本人が手技に夢中になり、**患者がないがしろになっている**、という辛いシーンです。なかなか上手くいかず、汗をダラダラ流しながら何度も穿刺する、何時間もかけて完遂を目指す。そんな場面も数え切れないくらい見てきました。始めたからには何とかやり遂げたい、そういうこだわりをもつ医師は多いのです。

ですが、処置を受ける患者にとっては、たまったものではありません。あらゆる処置は、患者にとって身体的、精神的な苦痛を伴うもの。ビギナーなら多少スムーズさを欠くのは当然としても、計画性と患者への配慮は必要です！

ここでは、いわゆる「刺しもの」に関するコツをまとめておきましょう。

引き際を決めておく

あらゆる処置に言えるのですが、「引き際」を決めておくことが最も大切です。特に、身体に針を刺す処置は、「何度失敗したら諦めるか」を自分なりに決めておく必要があるでしょう。何度やっても上手くいかず、むきになってトライをくり返すなど言語道断！「3回失敗したら誰かに代わってもらう」などといった計画性をもちましょう。

そもそも、**回数を重ねるにつれて穿刺の成功率は落ちていきます**。なぜなら、最初に狙う場所は必ず「考えうる限りのベスト」、2回目はセカンドベスト（次善）、当然3回目、4回目は3番手、4番手の場所だからですね。

しかも、徐々に周囲からの厳しい視線にメンタルが追い詰められ、さらには、同じ体位に耐えきれなくなって患者が動き、標的が安定しづらくなることもあります。とにかく、時間をかければかけるほど条件は悪くなっていくのです！

処置を誰かに代わってもらうことを「手を替える」と言います。私が研修医時代、麻酔科ローテート中に動脈穿刺が上手くいかず、先輩医師に代わってもらったことがあります。先輩医師は一発であっさり穿刺に成功した後、こう言ったのをよく覚えています。

「これは僕が先生より手技が上手い、というわけでないんだ。こうやって“手を替える”だけであっさり入ることってよくあるんだよ。」

先輩医師の謙遜と、私を落ち込ませないための配慮が背景にあったと思いますが、実際、先輩医師の言う「“手を替える”と意外にあっさり入る」という現象はよく起こります。1人で苦戦し続けず、早めに誰かにヘルプを頼むのがオススメです。心配しなくても、そのうち手技は身に付きます。無闇に患者を苦しめてはいけませんよ！

最初に処置全体の見通しをわかりやすく説明する

処置を行う前に、全体の見通しを患者に説明しておきましょう。一例を挙げてみます。

私が末梢留置型中心静脈カテーテル（PICC）を挿入する際、いつも以下のような説明をします。

「まず小指側の血管（尺側皮静脈）を最初に刺します。95%以上の人はここで穿刺が上手くいきますが、なかには、血管が細かったり、途中で狭くなっていたりして上手くいかない人もいます。その場合は、真ん中の血管（上腕静脈）か、親指側の血管（橈側皮静脈）に切り替えます。人によっては、この2本の血管でも上手くいかないことがあります。そのときは穿刺を中断して、明日、逆側の腕でやりましょう」

このように説明しておくと、仮に穿刺が1回や2回上手くいかなくても、患者は不安感を抱かずに済み、**医師に対して「失敗された」という感覚をもちにくくなります**。「何度かのトライアンドエラーが必要な処置だ」という見通しを最初に受け入れているからです。

1回や2回穿刺に失敗してから「血管が細いので難しいですね」「皮下脂肪が分厚いので穿刺しにくいですね」などといった説明をすると、逆効果になる恐れがあります。「予定外に上手くいっておらず、その言い訳をしている」と思う人もいるからです。

同意書取得の段階と、実際に処置を行う前に、穿刺が難しい場合があることや、どういうケースが難しいのか、上手くいかないときはどういう手を打つのかを説明しておくのがオススメです。

なお、前述の「95%以上の…」という数字については、私がデータを解析してまとめ、論文化したものに基づいています[1) 2)]。第2章で詳述しますが、こうした自施設のデータは、患者説明にも非常に役立つ貴重な情報源になります。

痛みの予告をする

患者は、「いつ痛みがくるかわからない」という**予期できない痛みに恐怖心を抱くものです**。末梢ルート確保なら単回の穿刺で終わるため、「チクッとしますよ」の直前の予告で十分ですが、何度か針を刺す必要がある場合は（例えば局所麻酔後に動脈穿刺を行う、中心静脈ライン確保で仮穿刺後に局所麻酔→本穿刺、ダイレーター挿入など）、全体のどのあたりで痛みがあるのかを予告するのがよいでしょう。加えて、痛みの強さについても予告しておくのがオススメです。

私はよく以下のような言葉で説明します。

「最初にここに針を刺します。これはチクッと痛みますが、いつも採血や点滴のときに使う針と同じ太さです。特段太い針を刺すのではありません。次に、局所麻酔の注射をします。これも同じような太さで、チクッとします。そこから先は、局所麻酔が効くので痛みがなくなります。もちろん、もし痛みがあったらおっしゃってください。そのときは局所麻酔薬を足します。」

処置中は実況中継をする

処置を行っている最中は、どうしても自分の手元に集中しがちですが、患者への配慮を忘れないようにしましょう。オススメは、「処置の進捗を実況中継すること」です。

例えば、

「今、針が血管の中に入りました」
「今カテーテルを挿入しています」
「順調に進んでいますよ」
「今、全体の半分くらい終わりましたよ」
「あとは皮膚を縫って終わりです」

といった言葉が処置中に聞こえるだけで、患者は安心します。

医師にとっては短く感じる1分でも、不安と恐怖を感じながら処置を受ける患者側からすれば、とてつもなく長く感じるものです。たとえ「いたって順調」でも、それを口に出さない限り患者には伝わっていません。見えないところでゴソゴソしているだけで、上手くいっているのか難渋しているのかは患者には全くわからないからです。

こうした処置中の精神面のケアは、看護師が専門とする領域ですが、「処置の進捗」については医師にしかわかりません。医師がきちんと説明しながら処置を行いましょう。

処置は準備がすべて

あらゆる処置は、「準備がすべて」です。準備をする際のオススメは、「**処置開始から終了までのすべての行動を脳内で再生すること**」です。そのうえで、身の回りの器具の配置を整えるのです。

この際、**清潔になる前と後で分けて考える**とよいでしょう。「清潔になってしまってからだとできないこと」があるからです。

まず不潔の段階で処置の流れを脳内でシミュレーションしつつ、患者の体位、ベッドの高さや位置、エコーの配置や画面の高さなど、周囲の環境を整えていきます。

次に、清潔になって物品の準備を行う際は、「どの順番で何を使うか」をイメージしながら物品の配置を整えます。これは何より、「片手がふさがった状態で何かを探す」という事態を避けるためです。

処置が始まってしまうと、片手が不自由になる場面が多くあります。物品をスムーズに取れないと、せっかく穿刺した針が抜けてしまったり、物品を不潔にしてしまったりする恐れがあるのです。

特に、自分一人が清潔になるときは、この点に十分留意しておきましょう！

参考文献

1）Yamamoto T, Uchida Y et al：Standardized Method for Insertion of Peripherally Inserted Central Catheters (PICCs) in Patients with Gastroenterological Diseases: A Retrospective Analysis. 日外科系連会誌，43：783-788，2018
2）Yamamoto T, Uchida Y et al：Clinical outcomes of peripherally inserted central catheters in patients with gastroenterological diseases: Report of a 9-year experience. J Vasc Access, Online ahead of print, 2024

06　1章　必須の臨床知識　手技

研修医が任されやすい小さな処置

私が研修医の頃、指導医から「傷の抜糸をしておいてね」と唐突に言われ、面食らったことがあります。「お恥ずかしながら抜糸をしたことが一度もないのですが、どのようにすればいいでしょうか？」と質問したら、指導医は困ったような表情で、「うーん、そうだねえ、糸をよく見て切る！ これがポイントだよ」と、もはやアドバイスともつかぬ妙なコメントをくれたのでした。

指導医としては、抜糸くらい誰でもできるだろうし、穿刺などと違って抜糸には特段のリスクはなく、横について指導する必要もないだろう、という感覚でしょう。ところが、直接教わったことが一度もない研修医にとっては、「自分の処置がまずかったせいで、創傷治癒に良からぬ影響があったらどうしよう」などと心配になるものです。

ここでは、研修医が任されやすい処置についてまとめておきましょう。

抜糸の方法

まず、結び目の一端を鑷子でつかんで軽く挙上し、皮膚との間に小さな空間を作ります。ハサミが入るギリギリの高さで十分です。強く引っ張りすぎると痛いのでNGです。

ポイントは、**皮膚に最も近いところを切る**こと。皮膚から離れたところを切ると、糸を抜くときに、体外に出た不潔な部分が皮膚の中を通ることになってしまうからですね。

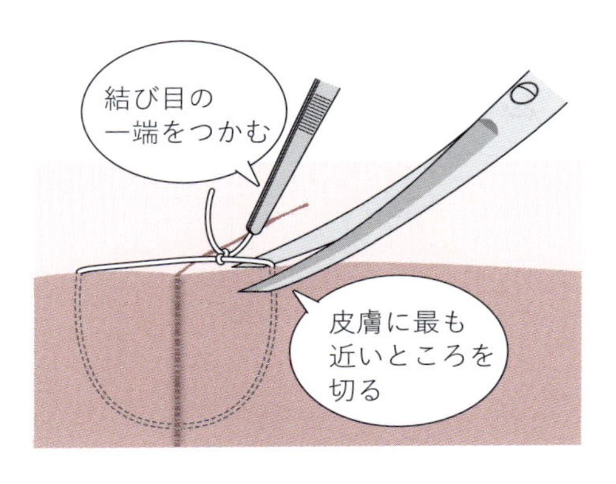

なお、抜糸を頼まれたときは「全抜糸」でよいか確認しておきましょう。1針おきに抜糸する「半抜糸」など、何段階かに分けて抜糸することもあるためです。

抜鉤の方法

糸ではなく、スキンステープラー（医療用のホチキス）を使って閉創した傷は、ステープルを外すために「抜鉤器（リムーバー）」という器具が必要です。

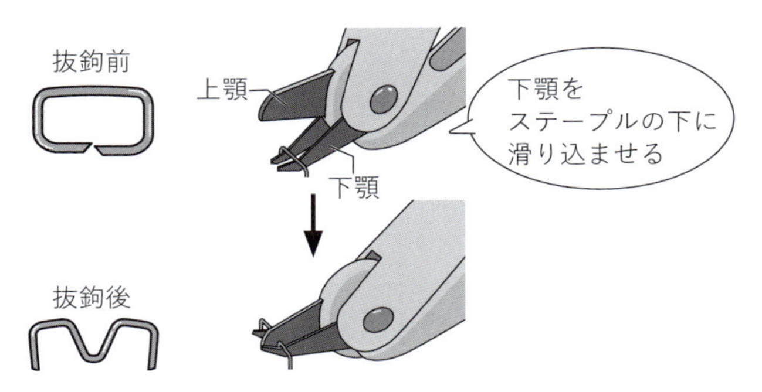

抜鉤器には、上顎と下顎があります。下顎をステープルの下に滑り込ませて握り込むことで、ステープルが変形し、まっすぐ引き上げると抜けるようになります。

なお、抜糸、抜鉤ともに、ガーゼを用意しておき、**抜いた糸やステープルをガーゼの上に置いていく**のがよいでしょう。

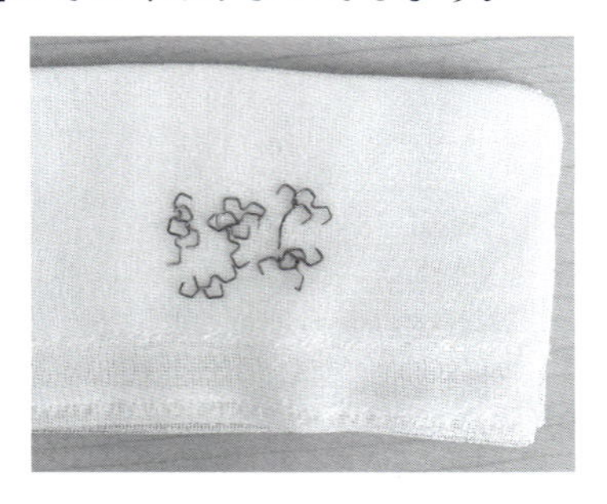

縫合時に何針使用したかカルテに記載してある場合は、抜糸・抜鉤時に本数を数えることで、すべて抜去できたか確認できます。なお、肉芽の下に糸やステープルが埋もれて見えにくくなっていることがあるので、注意して観察しましょう。

Check 同じ術式でも、施設によって創閉鎖の方法は随分異なります。真皮縫合をされた傷なら、抜糸は必要ありません。
余談ですが、腹部手術において真皮縫合とステープラーによる創閉鎖を比較したランダム化比較試験（RCT）では、手術部位感染（SSI）発生率に差はない一方、患者満足度は真皮縫合のほうが高いとされています[1)2)]。

ドレーン抜去

「ドレーン抜去しておいてね！」も、ときどき研修医が困る指示だったりします。一度も抜いたことがなければ、不安になるのは当たり前ですよね。

ドレーンを抜去する際は、ベッドサイドにハサミ（クーパー）、ガーゼ、テープ、ゴミ袋を持っていきましょう。

陰圧バックをつないでいるときは、まず陰圧を解除します。陰圧がかかったまま抜くと、体腔内の組織を体外に引っ張り出してしまうためです。

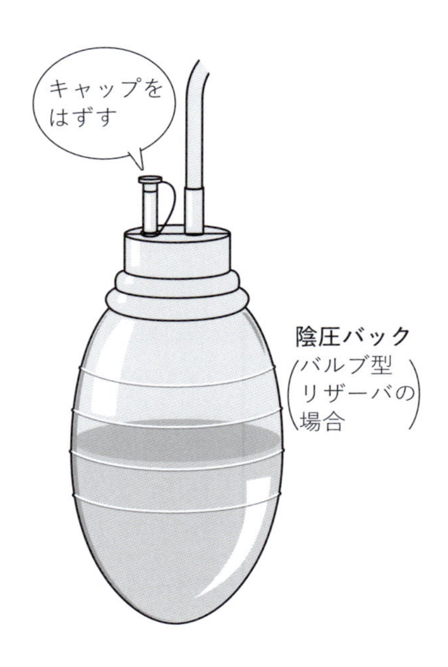

陰圧を解除する方法はさまざまですが、バックに付いたキャップを外してオープンにするのが一般的です。その後、固定糸を切って抜き（抜糸と同じ要領）、ドレーンを抜いてゴミ袋に入れます。最後にガーゼを貼付し、テープで止めて終了です。

なお、胸腔ドレーンを抜くときは、患者に呼吸を止めてもらい、その間に抜きます。ただし、その後の創閉鎖が必要になるなど、皮下や腹腔内に比べるとさまざまな手間が必要になるため、初めての研修医が単独で任されることはないでしょう。

CVポートの穿刺

近年は皮下埋め込み型のCVポートを用いて化学療法や中心静脈栄養（TPN）を行うケースが多くなっています。CVポートを使って点滴をするときは、専用の針をCVポートに刺す必要があります。この針を「ヒューバー針」と言います。

ヒューバー針を利き手で持ち、逆の手でポートを固定し、針を垂直に突き刺します。この際、ポートの輪郭をしっかり確認し、正確に中心を狙って垂直に刺す意識が大切です。少し抵抗がありますが、グッと針を進めていくと、先端がコツンと底に当たる感覚があります。これで穿刺は成功です。この後、逆流を確認し、生食などを注入した後、ラインを接続する流れになるのが一般的でしょう。

通常の末梢ルート確保なら病棟看護師がやってくれますが、CVポートの穿刺は医師が行う運用になっている病院（病棟）が多いと思います。この穿刺を研修医が任されることがあるので、手順を覚えておくと安心ですね。

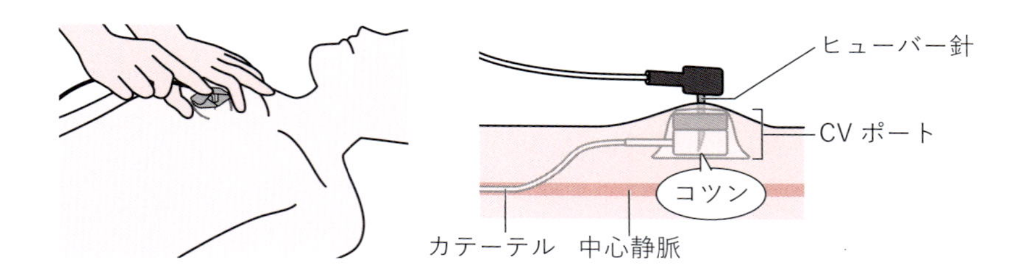

参考文献

1) Tsujinaka T, et al : Subcuticular sutures versus staples for skin closure after open gastrointestinal surgery: a phase 3, multicentre, open-label, randomised controlled trial. Lancet, 382 : 1105-1112, 2013
2) Kobayashi S, et al : Randomized clinical trial of skin closure by subcuticular suture or skin stapling after elective colorectal cancer surgery. Br J Surg, 102 : 495-500, 2015

早めにマスターしたい心肺蘇生の一連の流れ

心肺蘇生処置（CPR：cardiopulmonary resuscitation）は、初期研修医が早い段階で経験することになる基本的な技術です。心肺停止（CPA：cardiopulmonary arrest）に陥った患者の救命を目指す、生命の根幹にかかわる処置で、**それはもう「初歩の初歩」と言ってもいいわけですが、実際にはそう簡単でもありません。**

独特の緊迫感、目まぐるしく動くスタッフたち、飛び交う怒号。そんななか、自分の与えられた役割を把握し、上手に立ち回るには、やはり知識と経験が必要です。

まずは座学で基本的な知識を得たら、次は頭で考えなくとも体が勝手に動くよう、**実際の救命現場に積極的に参加する**のがよいでしょう。病棟でのコードブルー（CPAコール）には真っ先に駆けつける、救急外来でCPA患者が搬送されたらどんどん参加する。最初は意気込みが大切ですよ！

BLSとACLS

CPA患者に対する救命処置は、一次救命処置（**BLS**：basic life support）と二次救命処置（**ACLS**：advanced cardiovascular life support）に分けられます。

BLS

BLSは、AED以外の医療資源を必要としない救命処置のことです。ときどきニュースで、一般市民がとっさのCPRを行って患者が一命をとりとめ、消防署から表彰されている姿を見ることがありますが、あれがそうですね。

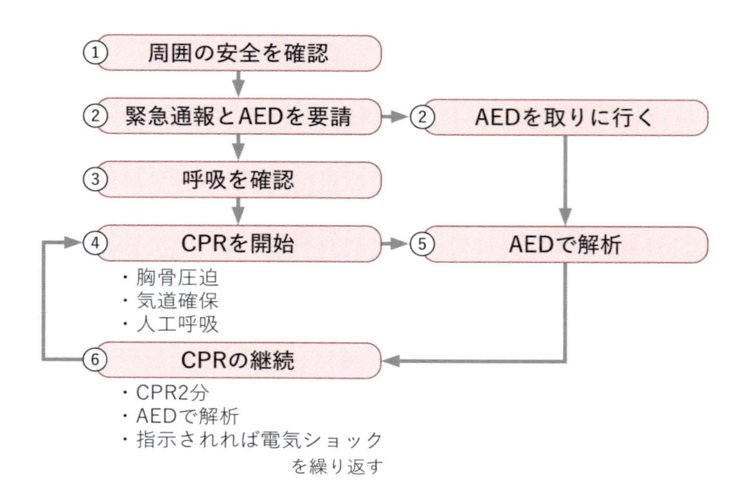

図1　一般市民向けBLSアルゴリズム
日本ACLS協会：「BLSの手順（一般市民向け）」(https://acls.or.jp/dictionary/bls/) より転載

一般市民でも行えることが望ましいとされ、各地で講習会が行われているくらいですから、「いわんや医療従事者をや」です。プロである私たちは、当然BLSをスムーズに行えなければなりませんよね。

なお、医療従事者向けのBLSでは、**図1**の③で「呼吸」に加え「脈拍（循環）」の確認も行うことになっています[1)]。

また、CPRは、胸骨圧迫、気道確保、人工呼吸の3つからなりますが、人工呼吸ができなければ胸骨圧迫だけでも構わない、とされています。

胸骨圧迫で重要なのは、「深さ」と「リズム」です。胸骨が少なくとも5，6 cmは沈む程度の深さ、1分間に100回のテンポで行います。「1分間に100回」を正確に刻むのは大変！と思ったでしょうか？ ここでよくオススメされるのは、100 bpmのリズムの曲を頭の中で流すことです。例えば、「アンパンマンマーチ」や「崖の上のポニョ」などが有名ですね。

もちろん、決して口ずさんではいけませんよ。

AEDは、電源を入れれば、その後は電子音声の指示に従うだけで使える器械です。電極パッドを胸に貼り、器械の指示に従ってボタンを押すだけです。

医療従事者なら思わず、「えっ、心電図波形は？」「電気ショックの適応ある？」などと余計なことを考えがちですが、AEDは波形を自動で読み取り、「電気ショックが必要か不要（無効）か」のみを伝えてくれます。専門家以外の使用を前提とした器具ですから、当然ですよね。

ACLS

ACLSとは、BLSと違って医療機関で医療者が行う高度なCPRのこと。気管挿管などの気道確保、酸素投与、電気的除細動、静脈路確保、薬物投与など、基本的には病院内の医療資源を用いて行うものです。

BLSに比べれば手順は少し複雑ですが、研修医のうちから大まかな流れを覚えておきましょう。

Check ACLSのアルゴリズムは院内で閲覧できるようになっているケースが多いと思いますが、もしそういう資料がない場合は、アメリカ心臓協会（AHA）サイトからダウンロードできる「CPRおよびECCのガイドライン ハイライト」[2)] がオススメです。

8ページ図4参照

手順を覚えるために重要なのは、**あたかも自分が現場にいるかのようなイメージトレーニング**を行うことです。

病棟で業務中にCPA発生。

「先生！ 来てください！」

いきなり看護師から呼ばれます。病室に駆け込むと、心肺停止状態の患者がベッド上に。
「先生、どうしましょう！？」
偶然病棟にいた医師が数名、わらわらとやってきます。あなたと看護師はベッドサイドに。

さて、どうしますか？
ここから頭の中でACLS開始です。まずあなたは何を行うか。とっさにわからなければサッとアルゴリズムを見ます。すぐに再びアルゴリズムから目を離し、空想の世界へ戻る。そのくり返しです。

ACLSでは役割分担が大切ですが、特に重要なのは、リーダーとなる医師が各メンバーに指示を出し、統率をとることです。そして**「脳内ACLS」を行うときのポイントは、あなたがリーダーになることです**。現実には先輩医師がリーダーになるかもしれませんが、脳内ではあなたがリーダーになってください。
あなたが最初に病室に入り、胸骨圧迫を行っているうちに後から複数の医師が入ってきます。彼らに胸骨圧迫の交代、気道確保と換気（バッグバルブマスク）を指示、看護師にはモニターを持ってきて装着することと、タイムキーパーを指名して2分ごとに声を出すよう指示します。
そして波形を確認。ショックの適応かどうかを判断し、適応なら電気ショック、そうでなければショックなしで胸骨圧迫を再開します。その後は2分サイクルでCPRと波形の確認をくり返しながら、アルゴリズムに沿って薬剤投与を行います。この薬剤投与も、脳内であなたが指示します。
さらに人員が増えてくれば、CPRを行いながら「治療可能な原因」の検索を始めます。**「治療可能な原因」の鑑別**は、頭文字をとって「5H5T」と呼ばれることもあります。低血糖も入れて、かつ血栓症を2つに分けて「6H6T」とすることもあります。

6H	・Hypovolemia：循環血液量減少 ・Hypoxia：低酸素症 ・Hydrogen ion：水素イオン（アシドーシス） ・Hypo/hyperkalemia：低/高カリウム血症 ・Hypothermia：低体温症 ・Hypoglycemia：低血糖
6T	・Tension pneumothorax：緊張性気胸 ・Tamponade：心タンポナーデ ・Toxins：毒物 ・Thrombosis（pulmonary）：血栓症（肺動脈） ・Thrombosis（coronary）：血栓症（冠動脈） ・Trauma：外傷

原因検索には採血や胸部X線撮影が必要になるので、「（鼠径から）採血してください」「ポータブルでX線呼んでください」など、リーダーであるあなたが指示します。

末梢ルートが確保されていない患者では、序盤で末梢ルート確保を指示することになりますが、この段階で採血やX線の準備なども指示しておくとよいでしょう。

なお、換気はバッグバルブマスクで酸素を投与しながら行います。慣れたメンバーがいればCPR中に気管挿管を行ってもよいですが、マスク換気ができているなら優先順位は高くありません。何より、気管挿管に難渋して換気の中断が長くなることは避けなければなりません。

以上のような一連の手順を、しっかりイメージトレーニングしておきましょう。逆に言えば、**脳内でできないことは、現場では絶対にできません。**とっさの場面でいつでも体が動くよう、できるだけ具体的にイメージしておきましょう！

Check 脳内はともかく、現実世界では研修医が換気の指示を受ける側かもしれませんが、無理に気管挿管にトライする必要はないでしょう。麻酔科ローテートが済んだ研修医ほど、ここぞとばかりに気管挿管を実践したくなるかもしれませんが、要注意です。手術室で全麻がかかったときなら、自発呼吸で十分に酸素化された後、かつ、筋弛緩薬が入った状態の気管挿管ですが、緊急CPR中の気管挿管はこれよりはるかに厳しい条件下です。慣れないうちは無理せず、先輩医師に頼りましょう。

なお、研修医の頃は、患者の急変を目の前にすると、イメージ通りに体が動かず不甲斐ない思いをすることも多いと思います。焦って頭が真っ白になることもあるでしょう。そこで覚えておきたい合言葉が、「**さるもちょうしんき（サルも聴診器）**」です。

さ　：酸素投与
る　：ルート確保
も　：モニター
ちょう：超音波
しん　：心電図
き　：胸部X線

「ステップ ビヨンド レジデント」シリーズ（羊土社）の林 寛之先生が提唱されたフレーズで、私の研修医時代はこの言葉が心の支えでした。この合言葉に従っていれば、何とか「初動」は乗り切れる、あとは先輩が助けてくれる。そう思えたんですね。

みなさんもぜひ、覚えておいてください！

参考文献

1）「JRC蘇生ガイドライン2020」（一般社団法人 日本蘇生協議会／監）、医学書院、2021
2）「CPRおよびECCのガイドライン ハイライト」〔アメリカ心臓学会（AHA）〕、2020
https://cpr.heart.org/-/media/CPR-Files/CPR-Guidelines-Files/Highlights/Hghlghts_2020ECCGuidelines_Japanese.pdf

はじめて行う薬の処方

国試をパスしたみなさんは、「どんな病態にどういう治療薬が必要か」について大体の知識をもっているはず。ところが現場に出ると、薬の選択以前の、かなり基本的な段階でつまずくことがあります。

ここでは、意外に学ばない処方の手順や記載の方法、処方箋に関する知識などについて解説しましょう。

処方の手順

国試では、例えば「抗菌薬投与」「β遮断薬投与」といった選択肢で回答できることがゴールですが、実際の現場ではもちろん、これでは不十分です。ここから薬の処方に至るまでに、以下の2段階を踏む必要があります。

①何という名前の薬を処方するのか

例えば「抗菌薬」と一口に言っても、その種類は膨大にあります。そこで、何という薬を処方するのか、具体的な薬の名前を知っている必要があります。

また、施設によって採用されている薬の種類は異なります。「ポリクリで実習した病院」で採用されていた薬が、「研修医として採用された病院」では処方できないかもしれません。**薬の名前を暗記しておくより、すぐに調べられるよう準備しておくほうがよいでしょう**（使う頻度の低い薬は特に、10年や20年の経験がある医師でもきちんと調べてから処方します）。

Check 私はスマホに『今日の治療薬』のアプリ版を入れていて、即座に薬について調べられるようにしています。新しい薬が次々採用されるので、数年おきに新しい版を購入します。挙動がスムーズで動きが軽いため、オススメです。現場で使うアプリは、コンテンツの質だけでなく、**「迅速に目的の情報を引き出せるか」が大切**です。

②用法・用量を指示する

薬を処方するなら、必ず用法・用量を指定しなければなりません。例えば、抗菌薬としてアモキシシリンカプセルを処方したいなら、「1回1カプセル（250 mg）、1日3回、毎食後」といった指示をし、降圧薬としてアムロジピンを処方したいなら「1回1錠（2.5 mg）、1日1回、朝食後」といった指示をしなければならないのです。

内服薬、注射薬など剤型を問わず、多くの薬は血中の有効成分の濃度を維持することによって効果を発揮します。そのために必要な投与量と投与回数は、薬によって異なります。学生時代、薬理学の講義で学んだことですね。

これについても、最初はきちんと調べて答えを出せばよいでしょう。よく使う薬は自然に覚えるので、心配はいりません。くり返しますが、**いつでも迅速かつ容易に調べられる準備をしておくことのほうが、「丸暗記」より大切です。**

用法・用量のカルテ記載

カルテや診療情報提供書（紹介状）に記載された、処方に関する情報の解読に苦労することがあります。

例えば、

- Rp1）アセトアミノフェン 500 mg 3T分3 po
- ABPC/SBT 3 g q6h

など、一見すると暗号のような記載を見ることがよくあるからです。こうした処方内容の表記について、ここで簡単に解説しておきましょう。

- **Rp**とは、「RECIPE（レシピ）」の略です。複数の薬の処方内容を記載するとき、Rp1、Rp2、Rp3……と番号を付けることがあります。

- **3T分3**とは「3錠を1日3回に分けて」という意味で、つまり「1回1錠を1日3回」ということです。Tは「tablet」の略で「3錠分3」と書くこともあります。この手前にある500 mgは1錠の用量です。ここを、1日分の「1,500 mg」と誤って書いてしまうと、1,500 mgを3回飲むことになってしまうため注意が必要です。

  ちなみに、近年厚労省が推奨する処方箋の標準的な記載方法は、「3錠分3」ではなく、「1回1錠 1日3回」というものです。最近は後者の書き方をするケースが増えているかもしれませんが、特に年配の先生は慣習的に前者の書き方をしますので、読み解けるようにしておきましょう。

- **po**とはラテン語の「per os」の略で、「経口」という意味です。他に、よく使う投与方法の記載に、**iv**があります。これは「intravenous」すなわち「静脈注射」です。「○○をivしてください」と口頭でも業界用語として用います。

  ちなみに、「1日2回」を「BID」（bis in dieの略）」、「1日3回」を「TID」（ter in dieの略）と書く人もいますが（いずれもラテン語）、あまり一般的とは言えません。

- **ABPC/SBT**は、抗菌薬「アンピシリン・スルバクタム」のことです。

抗菌薬には日本化学療法学会が定めた共通の略称があり、これを使用するのが一般的です。施設が変わっても略称は同じです。わからなければその都度調べるのがよいですが、使う頻度の高い抗菌薬については、最終的には覚えるべきでしょう。ちなみに、この略称は世界共通ではなく、欧米では別の略称が用いられています。

抗菌薬	略称	代表的な商品名
ペニシリンG	PCG	ペニシリンGカリウム
アンピシリン	ABPC	ビクシリン
アンピシリン・スルバクタム	ABPC/SBT	ユナシン、スルバシリン、ピシリバクタ
アモキシシリン	AMPC	サワシリン
アモキシシリン・クラブラン酸	AMPC/CVA	オーグメンチン
ピペラシリン・タゾバクタム	PIPC/TAZ	ゾシン、タゾピペ
セファゾリン	CEZ	セファメジン
セファレキシン	CEX	ケフレックス
セフォチアム	CTM	パンスポリン
セファクロル	CCL	ケフラール
セフメタゾール	CMZ	セフメタゾン
セフトリアキソン	CTRX	ロセフィン
セフォタキシム	CTX	クラフォラン、セフォタックス
セフタジジム	CAZ	モダシン
セフトロザン・タゾバクタム	CTLZ/TAZ	ザバクサ
セフェピム	CFPM	セフェピム
メロペネム	MEPM	メロペン
イミペネム・シラスタチン	IPM/CS	チエナム、チエクール
メトロニダゾール	MNZ	フラジール、アネメトロ、ロゼックス
ST合剤	SMX/TMP	バクタ
バンコマイシン	VCM	バンコマイシン
テイコプラニン	TEIC	タゴシッド
リネゾリド	LZD	ザイボックス
ダプトマイシン	DAP	キュビシン

シプロフロキサシン	CPFX	シプロキサン
レボフロキサシン	LVFX	クラビット
クラリスロマイシン	CAM	クラリシッド、クラリス
アジスロマイシン	AZM	ジスロマック
クリンダマイシン	CLDM	ダラシン

- **q6h** は「6時間毎」の意味です。「q」は「quaque」の略で「毎」を意味するラテン語です。「h」は「hour」です。こちらは比較的よく使われる表記です。

処方箋に関する知識

外来患者に処方箋を発行する際、**処方箋の有効期限**が「発行日を含めて4日間」である点に留意しましょう。特に週末にかかる場合、期限切れを起こして患者が困るケースがあります。例えば、金曜の夕方などに処方し、土日に薬局がお休みだと、患者が薬局で薬がもらえるのは月曜の1日だけ、という場合もありえます。

国試には出ませんが、医師が必ずもっておきたい知識の一つですね。

薬剤師からの疑義照会

薬剤師が、処方箋の内容について医師に問い合わせることを「疑義照会」といいます。医師の処方内容に誤りがあったり、不適切な処方が疑われたりした際、薬剤師から電話がかかってきて指摘されるのが一般的です。副作用の恐れがある場合、アレルギー歴がある場合、相互作用に問題がある場合など、目的はさまざまです。

不適切な投薬は、患者に取り返しのつかない被害を与えます。薬剤師からの指摘にぞんざいに対応する医師を時に見かけますが、言語道断。**真摯に対応するとともに、疑問点があればこちらからも質問**し、薬剤師からもしっかり勉強させてもらいましょう！

もちろん薬剤師は患者情報が少ないなかで判断しなければならないため、時には医師にとってあまり疑う余地のない処方であっても、指摘を受けることはあるでしょう。その際はお互いの考えを共有し、今後のスムーズな連携に繋げましょう。

また、誤りを指摘してもらったなら、きちんと感謝の言葉を伝えてくださいね。

Column

間違いやすい言葉

カルテのなかでよく見かける「誤解しがちな言葉」について紹介しましょう。

● IC

近年、IC（インフォームドコンセント）という言葉がよく使われるようになりました。きちんと情報提供がなされたうえで患者から同意を得ることを意味する言葉ですが、これが「患者への病状説明」そのものを表す俗語として使われる場面をよく目にします。

「患者にICする」「ICを実施する」のような表現ですね。

話し言葉のなかで、互いに共通理解があり、かつ正確な表現でないことがわかっていれば問題ないでしょうが、公文書であるカルテに書くのは避けるべきでしょう。ICの「C」は「同意」ですから、「患者からICを得る」でないと表現としては誤りになります。

カルテ上では、「病状説明を行う」「治療方針について説明を行う」「家族と面談を行う」といった誤解のない形で（日本語で）記載するのもオススメです。

● 緩和ケア

緩和ケアと終末期ケアを混同し、「積極的な治療を終えて緩和ケアに移行する」といった表現を使ってしまう医療者が多くいます。緩和ケアは、終末期の患者に行われる治療と同義ではありません。

国立がん研究センターが運営する「がん情報サービス」（ganjoho.jp）には、「緩和ケアは、がんと診断されたときから始まります」と書かれています。がんによる身体的、精神的な苦痛に対し、どの段階であってもケアを提供するのが緩和ケアのコンセプトです。

さらに近年、緩和ケアはがんのみならず、非がん疾患においても重視すべきであるという認識が広まりつつあります。緩和ケアが「がんの末期」専用の言葉ではないことをきちんと覚えておきましょう。

● do

カルテ上で「do処方」「化学療法do」のような「do」をよく見ます。この「do」を、動詞「do（行う）」のことだと思っている人が多くいますが、これは間違いです。「do」は、イタリア語が起源の英語“ditto”の略です。

「ditto」を英和辞典で引いてみましょう。「同上」「前と同じこと」という意味とともに「略：do」という記載があるはずです。つまり「do」は、これまで行っていた処方や治療を継続する際に使う言葉なのですね。はじめて行う処置などに「do」とあれば、それは全くの誤りです。

また、厳密には略語の後ろにピリオドが必要なので、英文法上は「do.」とするのが最も正確です。

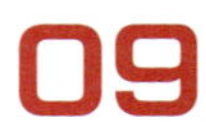

ミス厳禁！ の よくあるシチュエーション

初期研修医の間は、リスクの大きな業務は指導医と一緒に行うことが一般的です。ですから、むしろ**気を付けるべきなのは、リスクがそれほど高くないがゆえに初期研修医が単独で任されやすい業務**です。

現場で最初に気を付けたいシチュエーションについて、いくつか紹介してみましょう。

女性を見たら妊娠と思え

「女性を見たら妊娠と思え」という有名な格言があります。

妊娠中であることに気付かず、放射線の被爆を伴う検査を行ったり、妊婦に禁忌となる薬を処方したりするエラーは必ず防がねばならないからです。

また、腹痛で消化器疾患を疑った患者が、実は子宮外妊娠の破裂であったというケースもあります。妊娠にかかわるトラブルは、女性の生命にかかわるため、必ず初期の鑑別に入れておく必要があります。

とはいえ、国試の禁忌肢対策で何度も留意してきたこと。「**そんなミス、自分は犯すはずがない**」**と誰もが思うでしょう。**ところが、何もかもが慣れない現場、目の前で急変する患者、指示を急かす周囲のスタッフなど、実際の医療現場にはビギナーの平常心を失わせるシチュエーションがたくさんあります。

- 腕を打撲した年配の女性にX線を撮ったら、後に妊娠中であるとわかった
- 典型的な急性虫垂炎の経過でやってきた女子中学生にCTを撮ったら、胎児が写っていた

など、背筋の凍るような逸話は教訓的に先輩から伝え聞くことがあるでしょう。

現場に慣れないうちは特に、「女性を見たら妊娠と思え」を常に頭に入れておかなければなりません。

NSAIDsの投与

ロキソプロフェンやイブプロフェン、インドメタシンなど、NSAIDsは街のドラッグストアでOTC医薬品として買えるくらい一般的になっています。医師側も、疼痛を訴える患者への一時的な対症療法として、NSAIDsは選択しやすい薬です。救急外来では、初期研修医が自身の判断で「痛み止めを出して翌日の外来受診を指示」という方針を取ることも多々あるでしょう。

一方で、NSAIDsは**本来、安易に処方できる薬ではありません**。実際、注意が必要なシチュエーションがかなり多いためです。

現場で出合う頻度の高いケースとしては、

- 腎障害
- アスピリン喘息の既往
- 妊娠
- 消化性潰瘍の既往（あるいは治療中）
- アレルギー

があります。特に、この高齢化社会において腎障害（CKD）の患者は非常に多いため、注意が必要です。アスピリン喘息の既往がある患者にNSAIDsは禁忌です。妊婦に対しては、「治療上の有益性が危険性を上回る場合に投与できる」とはされていますが、初期研修医がそこまでの判断をしなくてもよい（アセトアミノフェンを処方すればよい）でしょう。

消化性潰瘍の既往がある患者に対しては、NSAIDsは必ずしも禁忌ではなく、プロトンポンプ阻害薬（PPI）の予防内服が推奨されています。とはいえ、やはり「NSAIDsでなければならない場面」は多くないでしょうから、初期研修医レベルでは避けるのが無難でしょう。

アレルギーに関しては言うまでもありません。アレルギー歴を聞き漏らさないようにしましょう。

Check NSAIDsはとにかく安易に処方されがちです。ルーチンの血液検査で見つかった腎障害の原因を探ったら、「腰痛で近医から1日3回ロキソプロフェンを処方され続けていた」といったケースは少なからずあります。初期研修医は患者の初診を担当することが多いので、こうしたNSAIDsの副作用には目を光らせておきましょう。

処方一般の注意点

● 腎障害・肝障害患者への投薬

前述した通り、腎障害のある患者は多いため、薬を処方するときは腎機能に合わせた用量調節が必要ないか、確認する必要があります。

また、肝障害についても同様です。自分が処方した薬のせいで患者の肝障害を悪化させてはいけませんよ！

用法・用量の調節方法や禁忌については、薬の添付文書に必ず書かれてあるため、簡単に閲覧できます。薬剤名をGoogle検索すれば、添付文書のPDFを閲覧できます。ただ、前項でも解説したように、用法・用量についてすぐに調べられるよう、アプリをスマホに入れておくなど、準備をしておくほうがよいでしょう。

● アレルギーや相互作用

医薬品にアレルギーをもつ患者は少なくありません。特に、救急外来で受診歴のない初診患者に対応するときは、必ず薬のアレルギーがないかを問診しましょう。

表　注意すべき代表的な薬物動態学的相互作用

薬物動態学的相互作用	影響を受ける薬剤例	影響を与える薬剤例	機序・影響	対策	参考
吸収過程	ニューキノロン系抗菌薬	アルミニウム、マグネシウム、鉄などを含有する製剤	難溶性キレート形成による吸収低下	同時服用は避ける	1,3
	エルロチニブ、ゲフィチニブ	プロトンポンプ阻害薬、H_2受容体拮抗薬	胃内pH上昇による吸収低下	強力な胃酸分泌抑制薬を避けて、制酸剤などへの切り換えを考慮	1,3
分布過程	HMG-CoA還元酵素阻害剤（スタチン系）	シクロスポリン	トランスポーター阻害による血中濃度上昇	一部併用禁忌、横紋筋融解症の発現に注意	1,3
代謝過程	主にCYP3Aで代謝される薬剤	リトナビルなどCYP3Aを強力に阻害する薬剤	代謝酵素阻害による血中濃度上昇	一部併用禁忌、または併用中および終了後3～5日間は副作用マネジメントを実施	2,3
	主にCYP3Aで代謝される薬剤	リファンピシンなどCYP3Aを強力に誘導する薬剤	代謝酵素誘導による血中濃度低下	一部併用禁忌、臨床効果の再評価	1
排泄過程	メトトレキサート	NSAIDs	尿細管分泌阻害による消失遅延	臨床検査等のモニタリング、抗葉酸代謝拮抗剤の投与	3,4

1)「医療現場における薬物相互作用へのかかわり方ガイド」（日本医療薬学会 医療薬学学術第一小委員会／編）、日本医療薬学会、2019
2)「パキロビッド（ニルマトレルビル／リトナビル）の薬物相互作用マネジメントの手引き 一第 1.2 版一」（医療薬学学術第四小委員会）、日本医療薬学会、2023
3) 各薬剤添付文書、インタビューフォーム
4) 上井優一、他：メトトレキサートの体内動態に及ぼす非ステロイド性抗炎症薬の影響：メタ・アナリシスによる検討、YAKUGAKU ZASSHI、131：853-861、2011

また、処方時は相互作用がないかも調べる習慣をつけましょう（**表**）。

例えば、金属イオン含有の制酸剤や鉄剤、緩下剤と、一部の経口抗菌薬を併用すると、抗菌薬がキレート形成を起こして吸収が落ちることが知られています。特に使用頻度の高い薬同士の併用として、ニューキノロン系抗菌薬であるレボフロキサシン（クラビット®）と、酸化マグネシウム製剤（マグミット®など）の組み合わせは、薬剤師からの疑義紹介が多い「あるある」です。これらをともに投与したい場合は、2時間以上間隔を空けなければなりません。

処方する前には、相互作用が問題にならないかをチェックする習慣をつけましょう。

感染症を診療するときに注意すべきこと

今でも忘れられない、私の初期研修医時代のエピソードです。

ある診療科でセフトリアキソン（CTRX）を定期投与されている患者の担当を、私が同期から引き継いだことがありました。特に深く考えず、これまで通りセフトリアキソンを数日継続していたところ、指導医から突然電話がかかってきました。
「抗菌薬をまだ継続していたのか!? とうに必要なくなっているだろ！継続が必要かどうか考えてオーダーしなさい！」
烈火の如く叱られたのです。

「指導医なのにこれまで研修医のオーダーをチェックしてくれていなかったのだろうか」という否定的な思いが一瞬頭をよぎったのですが、頭を冷やして考えると、指導医の言い分はもっともです。抗菌薬を投与するときは、必ず**「何を目安に投与を終了するか」**を考えなくてはなりません。改めて、抗菌薬の正しい使い方をきちんと学ばなければ、と思ったのを覚えています。

余談はさておき、どの診療科をローテートするときも、感染症診療に関する知識は必須です。入門的な知識を、ここにまとめておきましょう。

抗菌薬の投与は計画を練ってから

抗菌薬には、下痢や吐き気、アレルギーなどの副作用、耐性菌出現リスクなど、さまざまなデメリットがあります。不要な、あるいは効果の見込めない抗菌薬を漫然と投与してはいけません。投与前には必ず、

- 何を目的に抗菌薬を投与するのか
- いつ、何をもって効果を判定するのか
- いつまで投与を継続するのか

を決めておくことが大切です。

抗菌薬を投与する目的と培養検査の大切さ

抗菌薬の目的は、細菌感染症の治療（もしくは予防）です。原則それ以外にはありえません。抗菌薬は細菌にしか効きませんからね。

さて、この際に重要な「**fever work-up**」という概念を覚えておきましょう。「fever work-up」とは、身体のどの部位に、どんな起因菌によって感染症が発生しているのかを知るための一連の検査を指す言葉です。

一般的には、血液検査、尿検査、胸部X線に加え、細菌感染のfocusとなりうる部位から検体を採取し、培養に提出すること（血液培養2セット、尿培養、喀痰培養が基本セット）が含まれます。特に、**培養検査の提出は必須**、と肝に銘じておきましょう！

「起因菌は何か？」「どんな抗菌薬に感受性があるのか？」を知りたいのは当然として、培養検査には他にも以下のような目的があります。

- 初診時に広域抗菌薬を投与し（エンピリックな治療を開始し）、培養結果を見て適切なものにスイッチする（「de-escalation」と呼びます）
- 日を置いて培養検査を再提出し、陰性化を確認することで、抗菌薬終了のタイミングをはかる（血液培養が陽性だったケース）
- 未来のどこかで当該患者が感染症を起こしたとき、以前の培養結果を参照することで、抗菌薬の初期選択に活かす

これが感染症診療の基礎知識です。

なお、血液培養は2セット採取が必要です。好気ボトルと嫌気ボトルがあるので、合計4本のボトルに血液を分注します。

Check 患者の発熱時に、漠然と「fever work-upをして広域抗菌薬投与」だけで済ませるのではなく、入念に熱源検索をし、その思考過程をカルテに残しましょう。
ここで、入院患者の熱源検索で見落としがちな7Dを紹介します。熱源検索に困ったときは、この7つの可能性を改めてチェックしましょう！

- Device：カテーテル、経鼻胃管など
- Drug：薬剤熱
- Decubitus：褥瘡
- DVT：深部静脈血栓症
- CPPD：偽痛風（CPPDはピロリン酸カルシウムのこと）
- Difficile：CD腸炎
- Debris：胆嚢炎

いつ、何をもって効果を判定する？

「メロペネム（MEPM）を始めたが、翌日の血液検査でCRPが上がっていたのでバンコマイシン（VCM）を追加した」というようなケースを目にすることがあります。血液検査の数値が悪化すると、思わず焦ってしまい、過剰な治療を行ってしまうのですね。

- 抗菌薬の判定はたった1日や2日ではできないことが多い（もちろん感染症の種類によっては例外もありますが）
- 血液検査の数値だけでは効果判定ができない（「明らかに症状が良く

なっているがCRPは下がらない」なら「効いている」と判断すべき）

という点を頭に入れておきましょう。特に、血液検査の数値や画像検査の所見は、遅れて動きます。症状の変化や、診察したときの身体所見をしっかりとアセスメントしましょう。行き当たりばったりで抗菌薬を次々変更していると、何が本当に効いたのかわからなくなってしまいます。

また、治療期間の目安がおおむね教科書的に決まっている感染症なら、それに従いましょう。例えば、腎盂腎炎は7～14日間、外来患者の四肢の蜂窩織炎なら5～6日間といった具合です[1]。治療期間は、最新版の「サンフォード感染症治療ガイド」を参照するのがよいでしょう。

どういう状況になったら投与を中止する？

投与開始の時点で、「出口戦略」を決めておくのが大切です。

必要なくなったにもかかわらず、「なんとなく不安だから」という曖昧な理由で抗菌薬を続けてはいけません。

例えば、

- 1週間後のCT検査で改善がみられたら抗菌薬を中止する（あるいは内服に変更する、など）
- 1週間後に症状がなくなっていて、身体所見にも異常がなければ中止する

といった具合ですね。

抗菌薬の投与は、やっぱり**計画性が大切**です。

腎機能による調節

前項で「腎障害患者への投薬」について注意喚起しましたが、特に注意すべきなのが抗菌薬です。多くの抗菌薬が腎機能に合わせた用量調節を必要とするからです。一部に例外はありますが、「**ほとんどの抗菌薬は調節が必要！**」と頭に入れておきましょう！

抗菌薬の用量調節については、一覧表をすぐに閲覧できるようスマホに入れておくか、メモを白衣のポケットに入れておくのがオススメです。くれぐれも、腎機能の悪い患者に通常用量で抗菌薬を処方することのないよう注意しましょう。

用量と投与回数

抗菌薬には膨大な種類がありますが、それぞれ用法・用量が異なります。1日4回投与が必要な抗菌薬もあれば、1日1回の投与で済む抗菌薬もあります。

1日1回投与の抗菌薬を誤って2回や3回にすると副作用リスクがありますし、1日3回投与が必要な薬を1日1回にすれば、効果が得られず、意味のない投与になります。投与前に必ず、用法・用量を確認しましょう。

抗菌薬は、用法・用量について調べる機会が最も多い薬です。一覧表をすぐに閲覧できるよう準備しておくのが断然オススメですよ！

参考文献

1）「日本語版サンフォード感染症治療ガイド2024（第54版）」（David N. Gilbert 他/編、菊池賢＆橋本正良/日本語版監修）、ライフサイエンス出版、2024

詳しく知りたい人にオススメの本

・「まとめ抗菌薬　表とリストで一覧・比較できる、特徴と使い方」（山口浩樹/著、佐藤弘明/編）、羊土社、2024
→とにかく図表がわかりやすく、さくさく読めて幅広く抗菌薬の知識が身に付きます。
・「絶対わかる 抗菌薬はじめの一歩」（矢野晴美/著）、羊土社、2010
→私たちの世代はこれを読んで学びました。今も売れて続けているロングセラーです。
・「抗菌薬の考え方,使い方 ver.5」（岩田健太郎/著）、中外医学社、2022
→こちらも私たちの世代が研修医時代に読み込んだ名著。今なお版を重ねる名著中の名著。

習う前に実践!?
みんなが不安な栄養の知識

突然ですが、「入院の目的」ってなんでしょうか？

ざっくりした質問で、答えに窮しますよね。ですが、はじめて医療現場で患者の「入院適応」について考えるとき、誰もが一度はこの壁にぶつかります。「入院が必要なのか、外来で診られるのか」というのはとても実践的な課題で、医学生の時代にはあまり学ばないのです。

入院の目的はもちろん病態によってさまざまなのですが、意外に忘れがちなのが、

「自宅ではできない方法で何かを補充するため」

というものです。

代表的なのが、水分や電解質。もちろんみなさんの自宅には水分や電解質が豊富にあるはずですが、「経口摂取できない病態」の患者ならどうでしょう？ 途端に、これらを補給する手段がなくなります。私たちは本来これらの物質を**「経口」というルートでしか取り込めない**からです。このケースでは輸液が必要なので、入院しましょう、となるわけです（訪問診療など例外的なケースは除いて）。

栄養も同じですよね。「経口摂取できない状態」の人には、別の手段で栄養を体内に投与しなければなりません。輸液や経管栄養が必要なので、入院しましょう、となるのですね。

では、十分な栄養を経口摂取できない状態とは、どんな状態でしょうか？

経口摂取できないとき

私たちは栄養を口から取り込み、消化管で吸収します。つまり、このプロセスのどこかに障害があれば、「経口摂取できないとき」です。

上流から順に考えましょう！

まず「口」や「のど」です。

口腔、顔面の疾患や、その術後で長期に絶食が必要なときは、経管栄養、つまり鼻（あるいは口）からチューブを入れて栄養を強制的に投与しなければなりません。頭頸部や食道の疾患も同じです。そこを食事が通過できないなら、経管栄養で、下流へ直接栄養剤を注入しなければなりません。

脳梗塞などの脳神経疾患で嚥下機能が障害された場合も同じですね。意識障害がある患者や、気管挿管されて人工呼吸管理中の患者も、ものが飲み込めないので経管栄養が必要です。

胃や小腸、大腸などの疾患はどうでしょうか。

例えば、胃癌による幽門狭窄なら、チューブの先端を十二指腸に留置できれば経管栄養が行えます。一方、小腸や大腸の疾患なら、そうはいきません。この場合は、経静脈栄養が必要です。短期間なら末梢静脈栄養（PPN）、長期間なら中心静脈栄養（TPN）の適応です。JSPENのガイドライン[1]では、2週間以上の経静脈栄養が必要ならTPNの適応とされています。

ここまで理解しておけば、栄養療法の導入はばっちりです。

Check 用語についての注意点です。栄養療法は「静脈栄養」と「経腸栄養」に分けられ、「経腸栄養」は「経口」と「経管」に分けられます。経腸栄養剤を経口で飲むのも「経腸栄養」に含みます。そして、経鼻胃管など管を通して栄養を注入することを特に「経管栄養」と呼びます。

経静脈栄養で知っておきたいこと

栄養管理の原則として、“If the gut works, use it”という有名な格言があります。**「腸が使えるときは腸を使え」**、つまり、できる限り経管栄養を優先せよ、ということです。

経管栄養のほうが望ましいのは、栄養の投与経路として生理的だからです。そもそも、チューブを通して栄養剤を胃に直接注入する、というのは、いわば「口～食道をショートカットしているだけ」です。咀嚼と嚥下という作業がないだけで、胃に入った後はほぼ同じですよね。

一方、腸が使えないとき（絶食が必要なとき）は、経静脈栄養の適応です。憩室炎や胆管炎、腸閉塞など、消化器疾患の多くはこの病態です。

「血管内に直接栄養を投与する」というのは、咀嚼と嚥下に加えて「消化」というクリティカルな作業まで省略することを意味します。つまり、十二指腸や小腸から吸収された栄養素が血管内に入った状態を無理やり作り上げているわけです。経管栄養より非生理的なのは納得できますよね。

理論的には、「1日3食分食べるのと同じエネルギー」を血管に注入し続ければ、命を永らえることができます。

そこで登場するのが、中心静脈栄養（TPN）です。心臓に近い太い静脈（中心静脈）までカテーテルの先端を進め、そこから高カロリー輸液を投与するのです。この手法を世界ではじめて行い、TPNと名付けたのは、米国の外科医Stanley J. Dudrickらです。彼らは1967年、静脈栄養のみでビーグル犬を長期間にわたって生存させ、TPNの基礎を作ったのですね。

なお、末梢静脈ルートではTPN用の製剤を投与できません。**高カロリーの輸液製剤を末梢血管から投与すると、静脈炎を引き起こす**からです。

Check 長期的な経管栄養では、チューブによる不快感や、副鼻腔炎などの合併症が問題になります。その場合は胃瘻によって胃に直接栄養剤を注入する方法をとることがあります。胃瘻は生理的な栄養投与法を極限まで最適化した形態と言えますね。

投与する量はどう考える？

健康な人なら、喉が渇いたときに水を飲み、お腹が減ったときに食事をすれば、十分な水とエネルギーが得られます。「今日は水分があと200 mL、エネルギーがあと300キロカロリー足りないから、牛乳を1杯飲んでパンを1つ食べて寝よう」と考える日はありませんよね。

ところが、経口摂取できない人なら、私たち医師が、
「この患者には1日にどのくらいの水分とどのくらいのエネルギーが必要か」
を考えて、適切な量の水とエネルギーを投与しなくてはなりません。

では、水とエネルギーの必要量はどう計算すればよいでしょうか？ これについては、体重に応じて計算する方法があります。

1日必要水分量＝尿量＋不感蒸泄＋糞便中の水分量－代謝水
1日必要エネルギー量＝基礎エネルギー消費量×activity factor
×stress factor
基礎エネルギー消費量：Harris-Benedictの式より算出
男性：66＋（13.75×体重）＋（5.00×身長）－（6.76×年齢）
女性：65.5＋（9.56×体重）＋（1.85×身長）－（4.68×年齢）
activity factor＝約1.0～1.8
（ベッド上安静：1.0、歩行可能：1.3～1.4、労働：1.5～1.7）
stress factor＝約1.0～2.0（病態や手術侵襲に応じて）

いきなりやる気をなくしましたね？

確かにこの計算をきっちりするのが理想ですが、臨床現場で看護師から、
「先生、栄養剤の投与量はどうしますか？」
と言われたときに、
「えーっと…」
と言ってこの計算式を使って計算していてはすぐに返答ができません。そこで、ひとまずざっくりした「目安」を覚えておきましょう。

水分＝体重×約30〜40 mL
エネルギー＝体重×約30 kcal

簡単ですね？

もちろんこれでは不十分ですが、**ひとまず概算し、患者の尿量や体重の変化、病態や栄養状態の変化を見ながら微調整**していくのが現実的です。

例えばこんな感じです。

体重50キロの人なら、ざっくり計算して水分1,500 mL、エネルギー1,500 kcalが必要
経口摂取が全くできないなら、これをすべて輸液か経管栄養で補う
半分くらいは経口摂取できるなら、残りの半分を輸液か経管栄養で補う

経腸栄養剤は、おおむね8割を水分として計算します（栄養剤によって多少の違いはあり）。例えばエンシュア・リキッド®1,500 mLなら、エネルギーは1,500 kcal、水分は1,200 mLです。水分があと300 mL足りないので、これを白湯（微温湯）で注入することを検討します。例えば、朝、昼、夕、100 mL×3回などで考えるわけです。

仮に抗菌薬を1日3回投与する際に生食が計300 mL入るなら、それで水分量はちょうどよいことになります。

また栄養剤は、最初はポンプで少量持続投与し、下痢や嘔吐なく安定した時点でボーラス（1日3回投与など）に移行するのが一般的です。エンシュア・リキッド®1,500 mLの24時間持続投与なら、24で割ると投与速度の目標は約63 mL/時とわかります（もちろん最初はゆっくり始め、徐々に増やしていきます）。

エネルギーの組成はどう考える？

エネルギーの組成には、タンパク質、脂質、糖質があります。**必要エネルギー量→タンパク質量→脂質量→糖質量の順に算出**することになっています。

タンパク質必要量：1.1～1.5 g/kg/日
脂質必要量：経管栄養・経口摂取では必要エネルギーの20～30%、
中心静脈栄養の場合は10～20%
残りは糖質で摂取

このように設定するのが一般的です。この幅で病態に合わせて必要量を決めることになります。

経腸栄養剤は、種類によって組成が異なり、1 mLあたりのエネルギーも異なります。その種類は200以上あり、すべてを覚えるのは不可能です。まずは自施設で採用されているもののなかで、実際に患者に使用した栄養剤から知識を深めていきましょう。そして、困ったときは必ず管理栄養士やNSTのメンバーに相談することも大切です。栄養療法は専門性の高い分野。専門家を頼りながら、自分の知識レベルも高めていきましょう。

参考文献

1）「静脈経腸栄養ガイドライン 第3版」〔日本静脈経腸栄養学会（現日本栄養治療学会）/編〕，照林社，2013

詳しく知りたい人にオススメの本

- 「医師1年目からの わかる、できる！栄養療法」（栗山とよ子/著）、羊土社、2022
→栄養の知識が幅広く身に付きます。入門知識からアドバンスまで一冊で学べます。

酸素はどんなときに必要なのか？

酸素療法のキソ

医学生の頃は、酸素投与についての知識をあまり学びませんよね。私も医療現場に出たとき、鼻カニュラやリザーバーマスク、バッグバルブマスクなどで酸素を投与されている患者を見て、面食らったのを覚えています。

ここで、酸素療法の基礎をまとめておきましょう！

パルスオキシメーターの仕組み

まずは日常臨床でよく使われるパルスオキシメーターの仕組みを知っておきましょう。

酸素化の指標として最も用いられるのがSpO_2です。パルスオキシメーターによって測定できる数値で、「エスピーオーツー」や「サチュレーション」と呼ばれます〔Sはsaturation（飽和度）、pはpercutaneous（経皮的に）です〕

パルスオキシメーターは、酸素が結合した酸化ヘモグロビンと、酸素が結合していない還元ヘモグロビンの比率を、赤色光の吸光特性の差（赤みの差）から推定し、酸素飽和度を概算してくれます。20世紀後半に日本で発明された画期的な技術です。

Check 酸素が不足しているのに血液は鮮紅色で「妙に血色がいい」とされる一酸化炭素中毒では、SpO_2は正常に近い値になります。パルスオキシメーターは一酸化炭素ヘモグロビンと酸化ヘモグロビンを識別できないためです。SpO_2はあくまで酸素飽和度の推定値であることに注意が必要なのですね。

酸素投与の方法

ざっくりと、みなさんがよく出合う酸素投与デバイスについてまとめておきましょう。

● 鼻カニュラ

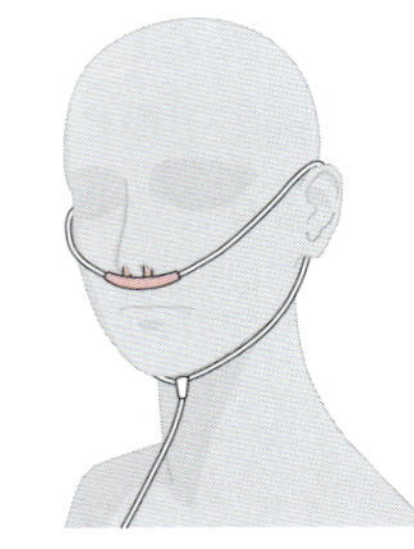

鼻カニュラ（鼻カニューレ、ネーザルカニューレ）は、食事や会話できるのがメリットですが、流量は**1分間に5リットルまで**が限度です。大量に流すと鼻の粘膜が乾燥してしまううえに、鼻への刺激で不快感が強すぎるからです。

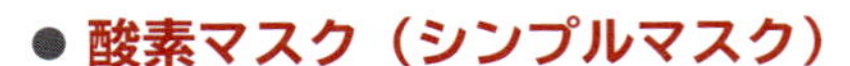

● 酸素マスク（シンプルマスク）

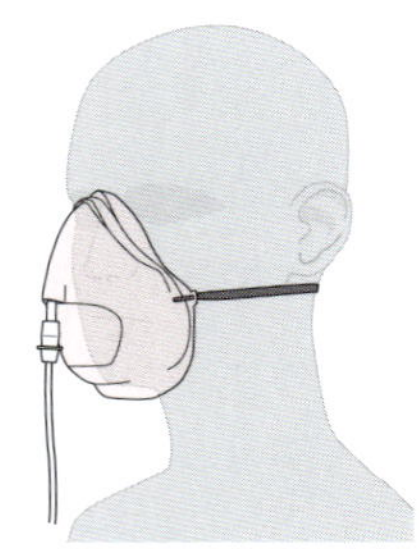

一般的に、1分間に5リットル以上の酸素が必要なときは、酸素マスクの出番です。鼻と口にかぶせて酸素を投与します。おおよそ**1分間に10リットル程度まで**酸素を投与できます。

● リザーバー付き酸素マスク

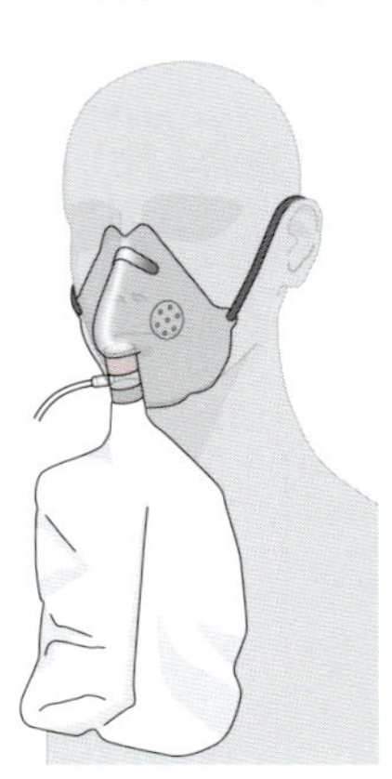

酸素マスクでも足りなければ、リザーバー付き酸素マスクを使います。リザーバーと呼ばれる袋が付いています。リザーバーバックを膨らませるだけの流量が必要で、**1分間に10〜15リットル程度**の酸素を投与します。シンプルマスクでは呼気中の二酸化炭素がマスク内に残り、次の吸気時に再度その一部を吸ってしまいますが、リザーバーマスクにはワンウェイバルブが付いており、**患者が吐いた息がバッグに戻らず外に排出される**仕組みがあります。

以上のデバイスは「**低流量システム**」と呼ばれ、簡便で低コストなのがメリットである一方、患者の**呼吸回数や呼吸様式によって吸入酸素濃度（FiO_2）が変化する**点に注意が必要です。

わかりやすく説明しましょう。

例えば、鼻カニュラを使って4 L/分で酸素を投与するケースを考えてみます。

カニュラの出口から出ているガスは、当然100%（$FiO_2 = 1.0$）の酸素ですね。1分間に4 L、つまり1秒間に約66.7 mLの酸素が流れてきます（4,000 mL÷60秒）。

1回呼吸するときの息の量、すなわち1回換気量を400 mLとすると、流れる酸素はそれより少ない（低流量）ので、足りない分は鼻カニュラの周囲から外気（室内気）を吸うことになります。

その量は、吸気時間は約1秒ですので

400 mL − 66.7 mL = 333.3 mL

です。

大気中の酸素濃度は約21%（$FiO_2 = 0.21$）です。これが混ざるわけですから、鼻カニュラから100%の酸素を流していても、実際に患者が吸う酸素濃度はずいぶん下がることになります。

この例であれば、

$$(\underbrace{333.3\ \mathrm{mL} \times 0.21}_{\text{外気}} + \underbrace{66.7\ \mathrm{mL} \times 1.0}_{\text{酸素}}) \div 400\ \mathrm{mL} = 0.34$$

つまり、患者が吸う酸素濃度は34%となります。

一般的な目安として、デバイスごとの吸入酸素濃度は以下の表の通りです。

システム	酸素流量（L/分）	吸入酸素濃度の範囲
鼻カニュラ	1〜5	24〜40%
酸素マスク	5〜10	35〜60%
リザーバー付き酸素マスク	>10	60〜80%

ここまでを読むと、鼻カニュラや酸素マスクでは、吸入酸素濃度が呼吸

様式や換気量に左右されることがよくわかりますね。

一方、マスクの周りから外気を吸入しないよう、大量のガスを供給する方法は「**高流量システム**」と呼ばれます。1回換気量や呼吸様式によらず吸入酸素濃度を一定にできるのが特徴で、具体的にはベンチュリーマスクやHFOT（High Flow Oxygen Therapy、ネーザルハイフロー）、NPPV（non-invasive positive pressure ventilation）などです。

気道と換気

ここまで酸素投与について説明してきましたが、もちろん現場では、酸素をただ吹き流すだけでは患者に十分な酸素が届かないケースがあります。例えば、こんな患者を想像してみてください。

自発呼吸がない患者、気道が閉塞している患者、意識が混濁して自分で呼吸する力が弱い患者、COPDの急性増悪などで呼吸努力が強く、呼吸のサポートがないといずれ呼吸筋疲労を起こしてしまう患者、などなど…。このような患者の口に、ただ酸素を吹き流しても効果は不十分ですよね。

自身で十分な呼吸ができないなら、補助してあげなければなりません。意識障害で舌根沈下が起きているなど、気道が開通していないなら、気道確保したうえでの換気補助が必要です。また、マスクによる酸素投与だけでは酸素化が改善しないような病態であれば、陽圧をかけて酸素を送り込まなければなりません。

酸素化に問題があるのか、換気に問題があるのか、気道に問題があるのか、あるいはそのすべてなのか、病態を整理し、気道確保（トリプルエアウェイマニューバー：頸部後屈、下顎挙上、開口による気道の開通、あるいは必要に応じて侵襲的気道確保である気管挿管を行う）や換気補助（用手換気、NPPV、気管挿管したうえでの人工呼吸器管理など）を併せて行う必要があります。

Check 「呼吸に問題がある患者」といえば「酸素が不足して低酸素血症になっている（酸素化に問題がある）患者」を想起しやすいですが、それだけではありません。呼吸のもう1つの重要な役割は二酸化炭素の排出で、これを「換気」と呼びます。換気に問題があると、体に二酸化炭素が貯留し（高二酸化炭素血症）、アシドーシスになります。酸素化と換気は密接にかかわって同時に問題になることが多いですが、人工呼吸器の適応や人工呼吸の設定を考える際には、それぞれを分けたうえで病態を考えるのがよいでしょう。

用手換気

用手的な換気に用いる代表的なデバイスが、バッグバルブマスクやジャクソンリースです。

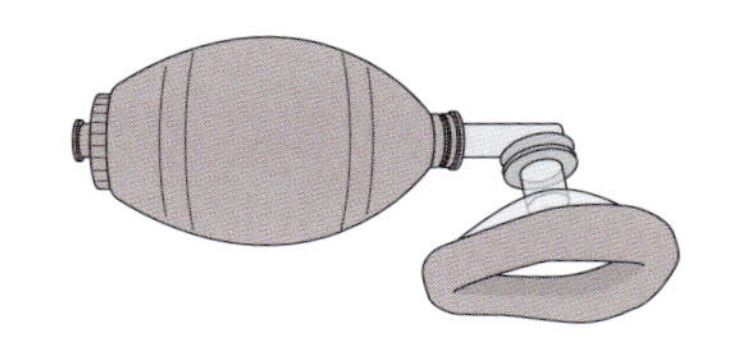

バッグバルブマスクは、代表的な製造元であるAmbu社の名前を使って「**アンビューバッグ**」とも呼ばれます。バッグを揉むことで、陽圧で空気を送り込むことができます。酸素投与も行いたい場合は、バッグバルブマスクにリザーバーの付いた管をつないで酸素を送り込むことができます。

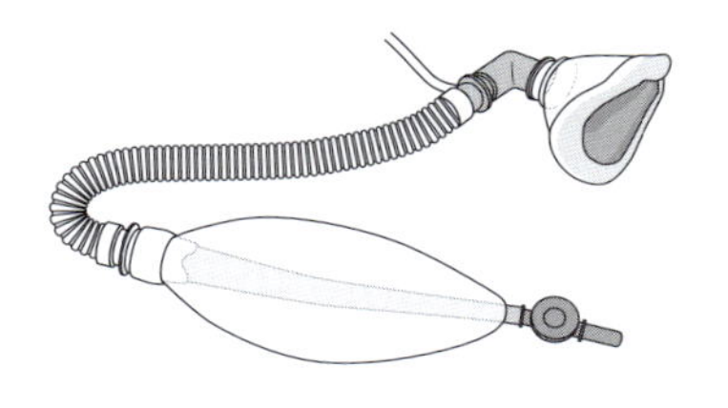

ジャクソンリースも、マスクに風船が付いている点でバッグバルブマスクと同じですが、最大の違いは風船の材質が柔らかいことです。バッグバルブマスクは硬い材質でできていて、普段は膨らんだままです。一方、ジャクソンリースは柔らかく、普段は完全にしぼんでいます。管をつないで酸素を流すと膨らみ、これを揉めばバッグバルブマスクと同じように換気ができる構造になっています。

バッグバルブマスクとジャクソンリースの使い分け

ジャクソンリースは、患者の自発呼吸でも風船が膨らむので、**医療者が自発呼吸を手元で感じることができます**。つまり、「患者の自発呼吸があるか」「あるならどのくらい強くあるか（浅い、止まりかけの呼吸なのか、ある程度呼吸する力があるのか）」が手の感触でわかります。ゴムボールのように常に膨らんだ状態のバッグバルブマスクでは、「自発的に膨らませる力＝自発呼吸の力」を感じることができません。また、ジャクソンリースは風船が柔らかいので、揉むときの微妙な抵抗を感じやすい利点もあります。気道の狭窄や、肺が膨らみにくい要因があるとき、手元の風船の硬さで敏感に感じとれるわけです。

ジャクソンリースには欠点もあります。当然ながら、管をつないで酸素を流さなければ　膨らみません。何もしないとしぼんだままで換気ができないのです。つまり、院内での急変対応や、院外での救護で**酸素がすぐに使えないケースでは役に立ちません**。バッグバルブマスクなら常に膨らんだ状態なので、これを揉むだけで空気（大気と同じ組成）を気道に押し込むことができるのですね。

詳しく知りたい人にオススメの書籍

- **「人工呼吸に活かす！呼吸生理がわかる、好きになる」**（田中竜馬／著）、羊土社、2013
  →みんなが何となく苦手にしている呼吸整理が楽しく学べるロングセラー。
- **「Dr.竜馬の病態で考える人工呼吸管理」**（田中竜馬／著）、羊土社、2014
  →同じくみんなが苦手な人工呼吸管理がしっかり学べる、こちらもロングセラーの名著。

はじめての外来診療

教科書には載っていないコツ

私の研修医時代、救急外来で生まれてはじめて患者を診察した日を今でもよく覚えています。

教科書通り「今日はどうされましたか？」と尋ねると、「さっき受付で看護師に説明したし、問診票にも詳しく書いたんですが」と不機嫌そうに返されたのです。「辛いのに何度も同じ説明をさせるな」と言いたかったのでしょう。**現場では必ずしも教科書的な問診が通用しない**と悟った瞬間でした。

例えば、ホテルの予約を事前に済ませてチェックインカウンターに向かったときに、「今日はどんなご用件ですか？」「何日間滞在されますか？」などといった質問をされることはありません。ふつうは、「今日から1泊2日、1名でご宿泊、朝食付きプランですね？」などの確認から入るでしょう。その瞬間、宿泊客の立場としても、「ちゃんと予約時の情報が伝わっているな」と安心するわけです。

そこで2回目から私は、問診票を見ながら「昨日からの発熱ですね？」「3日前からお腹が痛いんですね？」と自然な会話で外来診療を始めることにしました。

こうした意外な盲点も含め、ここではじめての外来診療で気を付けたいポイントをいくつか紹介しましょう。

最初の挨拶

はじめて会った患者さんには、きちんと頭を下げて挨拶し、自己紹介をしなければなりません。といっても、「はじめまして。○○科の△△です。」と頭を下げるだけですから、たった5秒くらいで済むことです。ところが、この挨拶をせずに、あろうことか患者の顔も見ずに、いきなり本題に入る人がいます。こうして患者に無礼な印象をもたれ、不信感を与えることは、医師にとってマイナスしかありません。患者と良好な関係を築けないと、治療にも支障が出ますし、結果的に自分が苦労することになります。

治療には、副作用や合併症がつきものです。医師がどれほど知恵や技術を磨いても、こうした残念な転機を辿る患者は必ず一定数います。こういうとき、医師に少なからぬ不信感をもっていた患者は、「医療過誤ではないか」「医師のミスではないか」とネガティブな疑いを抱くかもしれません。**スムーズな診療の土台には、医学的な知識・技術だけでなく、患者との良好な人間関係がある**ことを忘れてはなりません。

余談ですが、以前私がTBSアナウンサーの安住紳一郎さんの番組にお邪魔したとき、安住さんがわざわざ立ち上がって深々と頭を下げ、ご挨拶をされたのが印象的でした。驕ることなく、低姿勢で礼儀正しく振る舞う姿に、厳しい世界でポジションを維持されている理由を見た気がしました。

ドアを背にして

医師が患者家族に殺害されたり、クリニックが放火されたりと、近年物騒な事件は絶えません。私たちの仕事は、想像以上に身の危険と隣り合わせです。特に外来診療では個室で患者と2人きりになることが多く、私の研修医時代だけでも、周囲の医師が「殴られる」「蹴られる」などの暴行を受けた例が複数あります。

私が研修した施設では、危険な行為に遭った際にコールする専用の電話番号があり、外来ブースのデスクの裏に緊急呼び出しボタンが設置され、「個室で患者と接する際は必ずドアを背にし、万が一の際に逃げられるようにすること」を教育されました。患者と良好な人間関係を築こうと努力することは大切ですが、これは、相手も同様の姿勢であるという前提がなければ成立しません。仕事上の人間関係において、まして初対面の相手に、開けっ広げに心を許すことが推奨されるわけではありません。

もし身の危険を感じたら自分はどう行動するのか、頭の片隅でいつもシミュレーションしておく必要があるでしょう。

前医の批判は厳禁

自院に紹介されてきた患者を診療する際、前医（紹介元の医師）に対して批判的なことを口にする人がいます。

「もっと早くに紹介してくれたらよかったんですが…」

「今飲んでいる薬のせいで病状が悪くなったのかもしれません。こちらの薬のほうがいいですね」

などと、上から目線で対応してしまう。きちんと勉強している研修医ほど、こうした落とし穴に嵌りがちです。

この業界には「**後医は名医**」という格言があります。後から診た医師は、これまでに受けた治療の経過を知ることができるため、最初に診た医師に比して正確な判断を下しやすい、つまり「名医」になりやすい、という意味です。

「Aの薬に効果がなかったということはBの疑いがあるのかもしれない」

「Aの薬を使って血液検査の数値がこう変化したのであれば、Bの薬を追加するともっと良い効果が得られるかもしれない」

といった治療への反応が判断材料になるほか、単に「一定期間が過ぎてから診察する」だけで、その間の病状の変化が重要な情報をもたらすこともあります。経過観察をしていただけでも、使える情報は増えるのです。

「後医は名医」は、乏しい情報量で判断を強いられた前医を批判してはいけない、という戒めの意味で用いることもあります。

病名を書いて手渡す

患者に病名を伝えるとき、口頭で伝わりにくい場合は、メモに病名を書いて手渡すのがオススメです。これは、患者が病院を出た後、病名をインターネット等で検索するであろうことを想定して行うものです。

私が研修医の頃は、インターネットの医療情報は間違いだらけで、「医療に関してネット検索してはいけません」と伝えるべき状況でした。ところが、近年Googleの検索アルゴリズムの改善により、少なくとも「病名の正式名称」単独ワードでの検索であれば、かなり安全な情報が得られるようになっています。

もちろん、今でも疑問点があれば直接医師に尋ねるのが望ましく、ネット検索を勧める必要はありません。ただ、多くの患者は、**ほぼ間違いなくスマホで自分の病気に関する情報を収集する**ものと考え、少しでも正確な情報にたどり着けるよう手助けをするのが望ましいと私は思います。

検査の結果を手渡す際の注意点

検査結果を患者に手渡す際は、施設内でそれが許可されているか、必ず確認してからにしましょう。特に放射線診断科の作成した読影レポートは、患者に手渡してはならないことになっている施設も少なくありません。良かれと思って自己判断で患者にコピーを渡し、後で問題になるケースもあります。

検査結果も広義の診療情報です。**診療情報は患者からの正式な開示請求がなければ開示できないのが原則**です。施設によって異なる規則で運用されていることが多いため、あらかじめ確認しておきましょう！

Column

民間療法を信じる患者に出会ったら

もし患者が、「これを飲めばがんが治る」と宣伝されている「奇跡の水」を持ってきて、「病院に通うのはやめて、この水でがんを治したいと思います」とあなたに相談してきたら、どう答えますか？

「こんなもの効くはずがありませんよ。きちんと科学的に効果が証明された治療をやりましょう」
と諭すでしょうか？

実は私が専攻医の頃、尊敬する先輩に「やってはいけない」と言われたのが、まさにこの対応でした。つまり、相手の信念を正論で全否定することです。

科学を理解している私たちは、高額な水で病気が治るなどありえないことだと知っています。しかし患者のなかには、藁をも掴む思いでこうした民間療法に期待を託している人もいます。

逆の立場になって考えてみましょう。あなたが心から信じるものを真正面からバッサリ否定されたら、どんな気持ちになるでしょうか。「この人は自分の思いを理解してくれない」「この人は信頼できない」と思うのではないでしょうか。

人によっては、相手に強く否定されることで、かえって自分の信念が補強される場合もあるでしょう。これは「バックファイヤ効果」として知られる現象です。

では、冒頭で紹介したようなケースでは、患者にどう対応すればいいのでしょうか？

ここで私が先輩からもらった助言を紹介しましょう。

まず、「相談してくれてありがとうございます」と感謝の意を述べること。なぜなら、患者のなかには、医師に黙ってこっそり高額な民間療法に勤しんでいて、これが治療に悪影響を与えているケースがあるからです。もっと悪いのは、患者が「病院に行かなくてもいい」という誤った信念にとり憑かれるケースです。こうなると、私たち医師はもうその患者に二度と会えません。

「病院に通いたくない」と医師に報告してくれる以上は、患者と一緒に話し合う機会が得られた、ということで、ひとまず「よかった」と安心すべきなのです。

次にすべきなのは、「なぜその商品に魅力を感じるのか」を患者に尋ねてみることです。「現在受けている治療に不安や不満がある」「たび重なる通院で家族に迷惑をかけたくない」「実は医師には言いづらい副作用がある」といった思いが背後に隠れているかもしれません。

医師にとって大切なのは、患者との信頼関係を壊さないこと。その点で医師には、粘り強さ、辛抱強さが求められるのです。

患者の痛みと上手く向き合おう

痛みで悶え苦しみながら救急外来に搬送されてきた患者に、研修医が痛みの程度を問診しようと、出し抜けに「1～10で言うとどのくらいですか!?」と問いかけているのを見ることがあります。一方で、「今は3です！」などとスムーズに答えられる患者を見たことはありません。患者の立場になってみれば、痛くて辛いときに「1」「10」などと言われても、何のことかさっぱりわからないでしょう。

痛みを0から10の全11段階に分ける「NRS（Numerical Rating Scale：数値評価スケール）」は、0が「痛みなし」、10が「想像できる最大の痛み」として痛みを定量化するツールです。数字を答えることで痛みの度合いを表現できるのが利点で、NRSは確かに重要なツールです。一方で、こうしたツールが向かない場面も当然あります。

さて、痛みを問診するには、どのようなことに注意すればいいでしょうか？

マスターすべき教科書的な知識

痛みを問診する際に知っておきたい教科書的な知識として、**OPQRST**があります（**表1**）。OPQRSTを頭文字として、痛みについて必要事項を問うテクニックです。

表1　痛みのOPQRST

Onset	発症様式
Palliative/**P**rovocative	寛解・増悪因子
Quality/**Q**uantity	性状・程度
Region、**R**adiatiom	部位、放散痛
Symptom	随伴症状
Time course	時間経過

例えば胸痛なら、以下のように情報を整理します。

- O：**突然**発症、**初発**
- P：呼吸・体位・食事による変化なし
- Q：**しめつけられる**ような経験したことのない強い痛み
- R：心窩部に**限局**、放散なし
- S：**冷汗が出た**、嘔気なし
- T：発症から6時間、症状は変わらず

便利なテクニックなのですが、項目によっては患者が答えに窮する場合もあります。必ずしもこれらの項目をすべて埋めようとする必要はないでしょう。一方で、これらの分類のなかで私が最も大切だと思うのが、T（time course）です。

痛みの経過

痛みについては、その時間経過を知ることが非常に大切です。つまり、「**いつから痛いのか**」と、その痛みが「**発生時から今（受診時）までの間にどう変化してきたか**」です。

次ページのダンサーがダンスを踊っているイラストを見てみてください。「ダンスをしていること」だけはわかりますが、「どんなダンスなのか」はわかりません。どんな曲に合わせて踊っているのか、この前はどんな動きをしていたのかは、1枚のイラストからは伝わりませんよね。

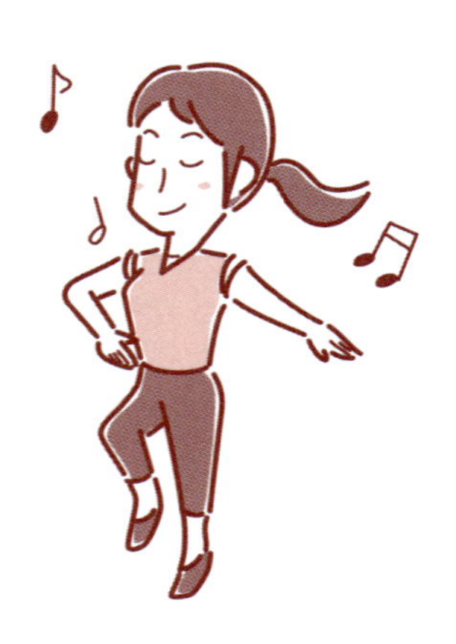

一方、これがアニメのような動画であればどうでしょうか？ どんな曲に合わせて、どんなダンスを踊っているのかが、手にとるようにわかるでしょう。

症状についての経過もこれと同じです。静止画ではなく動画的なイメージで、**ある期間における変化（トレンド）を捉えることが重要**なのです。ときどき、「家では痛かったのに、待合室で待っているうちに痛みが治まってしまった」と残念そうに言う患者に出会います。この際も、「今は痛くないから大丈夫」ではなく、どのような経過で「今」に辿り着いたのかをきちんと問診しなければ、適切な診断には至れません。

痛みが一時的に治まっていても、それは「間欠的な痛み」と捉えられ、診断を左右する重要な情報となりうるからです。残念がる患者さんには、「痛みが治まるというのも大切な情報です」と伝えましょう。

NRSの使い方

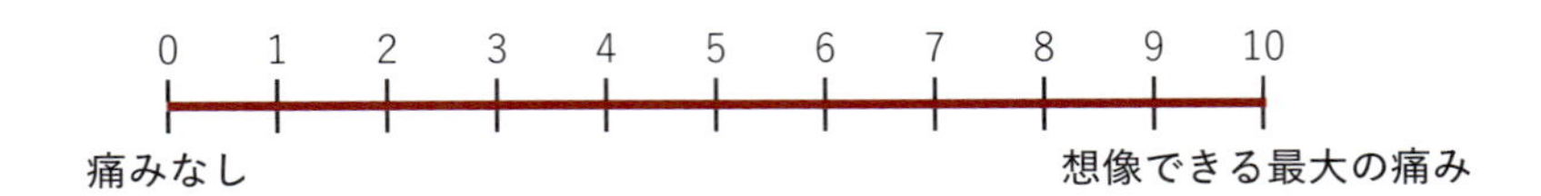

冒頭で説明した通り、救急の現場ではじめて会う患者に対してNRSを使おうとしても、上手くいきません。**あらゆるツールは、まず「使い方を知ること」から始めなければなりません**。つまり、患者に「使い方」を説明する時間的余裕があるときにしか、NRSは有効ではないのですね。

一方、毎日会えるような入院患者の痛みの経過を記録するには、NRSは非常に有効です。例えば、癌性疼痛に対してオピオイドを使用している患者は、NRSを頼りにオピオイドの量を調節することがあります。「内服前は8だったが、今は2になった」など、痛みの強さがどう変化したかを記録するうえで、NRSによる痛みの定量化は大きな威力を発揮するのです。

痛み止めの使用

何らかの痛みを訴えて救急外来に来た患者を診療する際、情報収集に夢中になり、症状のコントロールがおざなりになることがあります。これはよくありません。患者が病院に来るのは、痛みの原因を見抜いてほしいだけでなく、「**この辛い痛みを何とか和らげてほしい**」とも思っているからです。

前述のOPQRSTの項目は、痛みを軽減させた後でも収集できる情報です。特別な理由がない限り、鎮静薬を適切に使用し、患者の症状緩和に努めましょう。救急外来で使用することの多い鎮静薬としては、ロキソプロフェン（ロキソニン®）の内服やジクロフェナク（ボルタレン®）の坐剤、フルルビプロフェン（ロピオン®）やペンタゾシン（ソセゴン®）の静注、アセトアミノフェン（アセリオ）の点滴静注が挙げられます。肝機能、腎機能に注意しつつ、これらの薬を上手に使いましょう。

入院患者の担当に当たったら何をする？

研修医の頃は、「自分がいなくても現場は何も変わらない」「自分は特に何の役にも立っていない」と感じて辛くなることがあります。診療科によっては、「入院患者の担当に当たったけれど、どう振る舞えばいいかわからない」と悩みを抱える日々もあるでしょう。私も研修医時代はそうでした。

もちろん、各病院、各診療科において研修医のdutyは異なるでしょう。ここでは、どの診療科にもほぼ共通して必要となる、入院患者担当時のタスクや注意点についてまとめてみましょう。

入院時サマリをまとめる

入院患者を担当するときは、まずサマリをカルテにまとめてみましょう。最初は、上級医のサマリのコピー&ペーストを土台にしても構いません。そのうえで、既往歴や内服歴、家族構成など、患者背景において追加できる情報はないか、改めて患者本人から聴取し、追記していきます。

「こんなことは上級医がすでにやっていることだ」「自分がやってもさして意味はない」と思うかもしれませんが、意外にも、**研修医が患者から新情報を聞き出すことはよくあります**。上級医は、数え切れないほどの外来患者と入院患者を同時進行で診ています。1人の患者と話せる時間は限られているので、すべての情報を患者からじっくり聞き出せているとは限りません。

自分が患者として病院にかかったことのある人は、その体験を思い出してみてください。「もう少し伝えたいことがあったのに」という不完全燃焼がきっと多いはずです。多くの医師は、診療において自らが必要と考える情報を聴取し終えた時点で、ひとまず会話を打ち切っているからです。

実はここが研修医の腕の見せどころ。研修医だからこそ聞き出せることがある、という事実は、研修医の頃にはなかなか気付けません。中堅になり、研修医を指導する頃になると、誰もが認識するのです。

しっかりとしたサマリを作り、「この先生、頼りになるな」と思わせてみましょう！ なお、カルテの書き方については後の項目（第1章-22）で改めて解説します。

入院患者を途中で担当した場合

自分のローテートが始まる前から入院していた患者を、研修医が途中から担当することもあります。私の研修医時代を思い出すと、これもなかなか厄介な体験でした。患者にとっては担当医が突如1人増えることになりますし、こちらとしても、この期に及んで「はじめまして」は若干気まずいものですよね。

ただ、**治療途中から担当すると効率的に自分の学びにつながる**、という利点もあります。これまでさまざまな治療を行い、その反応を見て方針を変更した、あるいは同じ方針を継続する判断を下してきた、その軌跡を辿ることができるからです。

前述した通り、これまでの経過サマリを作成し、その際「いつからいつまでどんな治療を行ったか」を細かく記載してみましょう。これは時間のかかる作業ですが、「なぜその治療が選ばれたのか」を考えるきっかけになり、必ず臨床能力が向上します。さらに、これまでの治療方針に疑問点があったら、その都度、上級医に尋ねてみることで知識も深まります。

過去に行ったトライアンドエラーには、すでに結果が出ているのです。答えが用意された問題を解くようなもので、回答後に答え合わせができる貴重な機会なのです！

入院患者のオーダーに携わってみる

可能であれば、入院患者の注射や対症指示などのオーダーを行い、診療に直接かかわってみましょう。最初は、「自分がオーダーなどしていいのだろうか」と不安になるものですが、**そのオーダーの根拠が自分なりに説明できるなら、何も問題ありません。**

上級医は、適宜研修医のオーダーをチェックし、適切でなければ修正しています。看護師もまた、それが「研修医のオーダー」であることを認識していますから、知識不足が直接的なアクシデントにつながる心配もないでしょう（もちろんリスクがないとは言えませんが、それは研修医が心配することではありません。研修病院が教育体制を維持するために行っておくべきリスクマネジメントです）。

治療方針について患者に話すときの注意点

「明日から○○という治療を始めます」
「今後、手術を検討しています」

など、治療方針を患者に伝えるときは、**「チームの総意であること」を意識的にご理解いただくようにしましょう。**

しっかり勉強している研修医ほど、自分も主治医陣の1人でありたいと思うあまり、「自分の判断が治療方針に影響を与えている」というニュアンスを出してしまいがちです。これは患者にとって、かえって不安を誘うのです。**患者は相手が研修医であることを見抜いていて、「上の先生はどう認識しているのだろうか」と必ず疑問に思うから**です。

そもそも、「科内で議論していろいろと揉んでから治療方針を決定している」とわかるほうが安心感を与えるのは、研修医に限らず上級医も同じです。

私も患者によく、「これは私の独断で決めているのではありません。○○さんの病状や検査結果について科内でいろいろと議論してベストな方針を決めています」と伝えます。これは、どれほどベテランになってもずっと変わらないのです。

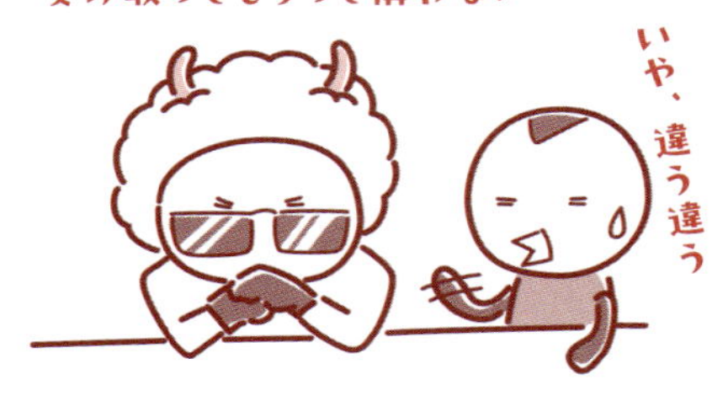
……私の意見が
チームの総意であると
受け取ってもらって構わない
いや、違う違う

救急外来で患者を帰す前に！

救急外来で帰宅可能と判断された患者が数時間後や翌日に再び受診し、しかも状態が悪化していた、というケース。みなさんも時に経験することと思います。

- 最初の「帰宅」の判断が適切だったのか
- 本当に入院が必要なかったのか
- 大事な所見の見逃しではないのか――

さまざまな議論を呼ぶ「事件」です。この現象を「**バウンスバック（bounce back）**」と言います。直訳すると「跳ね返り」ですね。

もちろん、振り返って考察すれば、「最初の段階では精査、加療の必要性に気付けなくても責められない」と判断できるケースは多々あります。しかしながら、実際に診療した医師として「バウンスバック」は極めて後味が悪く、時に患者からの心証を悪くする原因にもなります。それどころか、結果的に治療の遅れや生命にかかわる事態に発展した場合、訴訟問題に発展する恐れもあります。

重要なのは、**救急外来において患者を「帰せる」と判断したとき、そのことを適切な言葉で説明できるかどうか**、です。覚えておきたいポイントをまとめておきましょう。

再診が必要となる可能性を伝える

はじめて患者を診療した時点で、病気の原因が即座に明らかになって適切な治療が行える、などという場面は決して多くありません。むしろ、症状の経過や検査結果の変化を見つつ、適切な診断に近づいていく、というケースのほうが一般的です。実際に人体に起こる現象は、教科書のようにクリアカットではなく、個人差も大きいからです。

一方、患者には当然こうした知識はなく、「名医なら一発で自分の病気を見抜いてくれる」「見抜けないのは医師の腕に問題がある」と思っているケースは少なからずあります。だからこそ、「バウンスバック」が起こったとき、患者は初診医に責任を求めがちです。「最初に腕のいい医師が診てくれたら、2度も病院に足を運ばなくてよかったのではないか」と思うのですね。

このような「すれ違い」を防ぐにはどうすればいいでしょうか？

まず初診の段階で、「医学的な現象の特性」について説明しなければなりません。つまり、

- 現時点では精密検査や入院治療が必要な段階ではないが、今後どのように病状が変化するかはわからない
- 今は検査に異常はないが、病状が悪化したときは再度検査が必要になる。その際にはじめて異常が確認できるかもしれない

と伝えるのです。そのうえで、「症状にどんな変化があればもう一度受診すべきか」を丁寧に説明します。

一例を挙げてみましょう。

右下腹痛で受診した患者に身体診察や血液検査などを行い、その結果、帰宅可能と判断したとします。この場合の説明方法としては、以下のような例が適切です。

『今の時点では、精密検査や特別な治療は必要ありませんが、今後、急性虫垂炎など、特別な治療が必要な病気に発展するかもしれません。ごく初期の段階では、診察や検査では異常が見つからないことも多いので、今の時点では「大丈夫」とは言い切れません。慎重に経過をみて、症状が悪化するときは再受診してください。そのときには、何らかの病

気のサインが現れているかもしれません』

このように説明することで、後に患者の腹痛が悪化し、数日後に再受診したら「手術が必要な病気だ」と判明しても、誤解を生むことはありません。

もちろん、数時間後といった短時間でのバウンスバックがあった場合は、**「初診の段階での判断が適切であったか」を必ずフィードバック**してください。「上手く説明して納得が得られればよい」というものではありません。自分の対応に問題がなかったか、すべての症例において常に考察しなければ進歩はありませんよ！

画像検査の結果はどう説明するか

初療の現場で、研修医が自分の判断で単純X線やCTなどの画像検査をオーダーすることがあります。ベッドサイドで行う身体診察や超音波検査などとは異なり、単純X線やCT等の放射線検査は、特に「客観性の高い検査」です。つまり、自分以外の人が後から全く同じ検査結果を見ることができ、そこから何らかの所見を得ることができます。

これは一見すると便利なようですが、ビギナーにとっては大きな危険性も伴います。「画像に写っていたもの」はすべて「検査の結果」に含まれ、初診の段階で認識できなかった所見を他の人が後に見つけたとき、それは「見逃し」と認識されうるからです。時代とともに医療機器は進歩し、画像検査の精度はますます上がりました。これは患者にとって明らかにプラスですが、初診医に降りかかるリスクも大きくなってきたと言えます。

もちろん、初診の段階で研修医が、画像からすべての所見を正確に引き出すことなど不可能ですが、患者はこのような事情を知りません。ですから、初診の段階でこの「ズレ」を埋めておく必要があるのです。

例えば、夜間の救急外来でCTを施行し、異常なしと判断した場合に、

『検査の結果を見る限り、明らかな異常は見当たりません。ただし、明日の日中には画像の専門家を含め複数の医師が、より詳しく結果をチェックできます。その際に、今の時点では判明していない異常が確認された場合、ご連絡をさせていただきます』

といった説明を行うのが一案でしょう。

あくまで、「**夜間や休日の医療は不十分なリソースでのもと行われている**」という事情を知っていただく必要があるのですね（もちろん夜間・休日でも放射線診断医が所見をつけてくれる施設は例外です）。

患者家族とのかかわり方は早いうちに学んでおく

みなさんは、医学生の頃に「患者家族とのかかわり方」について学んだことがありますか？ きっとないはずです。

家族は「第2の患者」と言われる存在です。家族も患者本人と同様、病気について悩み、一緒に治療に取り組んでいます。病院に通う際に家族の送り迎えが必要、といった物理的な側面のみならず、患者を励ましたり、慰めたり、といった心理的な側面まで、患者は家族の存在を必要としています。

医師が患者自身の対応のみに注力し、家族との関係を考慮しないために、治療がスムーズに進まないことがあります。医師は「患者家族とのかかわり方」について十分に訓練を受けているわけではありません。患者本人が意思決定できる、しっかりした人であった場合は特に、「患者本人ときちんと関係を築いていれば問題ないだろう」と医師は考えがちです。結果的に、患者に何か不運な事象が起きた際、家族から「こんなことは全く聞いていなかった。ちゃんと診てくれていたのか」とクレームが入る事態に発展することがあるのです。

患者家族とのかかわり方について、どのようなことに注意すればよいでしょうか？

できる限り本人以外にも病状説明

初診の場で患者と相対する際、必ず確認したいのは「**患者が誰と一緒に来院しているか**」です。そして患者に病状説明する際、家族が一緒に来ているケースでは、家族にも同席してもらうのが望ましいでしょう。

なぜ、こうした配慮が大切なのでしょうか？

もし患者本人だけが医師から説明を受けていたら、家族は本人の口からしか、病状に関する情報を得ることができません。「又聞き」だと情報の質は下がるうえに、「非専門家から非専門家への伝言ゲーム」が行われている以上、**医師が話した内容が家族に正確に伝わっているとは考えづらい**でしょう。

さらに、こんなケースを考えてみます。

頭痛で来院した患者を経過観察と判断して帰宅させたものの、その翌日自宅で患者が意識障害に陥った—。

家族が患者本人と会話ができなくなってしまうと、もはや「初診時に医師がどんな説明をしたか」を、家族は一切知ることができません。

もし、あなたがこの患者の家族だったら、と想像してみてください。「わざわざ昨日病院に行ったのに、医師はちゃんと診てくれたのだろうか」と初診医に疑いの目を向けるのは当然ではないでしょうか。仮に、初診時の診察や検査所見から「経過観察可能」と判断したことに誤りがなかったとしても、その判断の根拠が正確に相手に伝わっていないと、大きなトラブルに発展する恐れがあります。

以上のことから、可能な限り、本人以外にも一緒に説明を聞いてもらうのが望ましいでしょう。誰も来院していない場合で、かつ緊急性の高い局面であれば、家族に電話をかけて説明させてもらう、といった方法も有効です。もちろん、ごく軽い病状で帰宅する場合にまで、わざわざ家族に電話をする必要はありませんから、これはケースバイケースです。迷う場合には、上級医に対して「家族にも連絡をしたほうがいいでしょうか」といった相談をしてみてもよいでしょう。

なお、私は救急外来から手術適応患者のコンサルトを受けたとき、必ず「家族は誰か一緒に来院していますか」と尋ねます。患者本人だけでなく、その**家族とも良好な関係を築かなければ治療が立ち行かない**、と認識しているためです。ちなみに、この重要性を理解している研修医の先生は、即座に「夫と娘さんが付き添っています」「息子さんがいるそうですが、遠方に在住で今日は来れないそうです」といった答えを返してくれます（これぞデキレジですね！）。

患者が家族とすべてを共有したいとは限らない

ただし、患者本人が、自分の病状を家族に共有したいかどうかはわかりません。

家族と良好な関係を築いている人もいれば、そうでない人もいます。**病気に関する情報は、患者本人のもつ大切な個人情報です**。たとえ、相手が患者の家族であったとしても、医療者としては守秘義務を守らなければなりません。本人の同意を得ずに家族に病状を説明してはいけないのです（本人の意識がないときなど、やむを得ないケースは除きます）。

まずは本人に、家族も一緒に話を聞いてもらっていいかどうか、確認が必要です。私自身も、救急外来で病状説明の際、

「ご家族さんをこちらにお呼びしてもいいですか？」

と尋ねます。

とはいえ、「家族には伝えたくない」と言われた場合に、「それなら誰にも言いません」と即答することが適切とは限りません。なぜ伝えたくないのか、どこまでなら伝えてもいいのか、**その背景にある意図を知る**必要があります。前述の通り、病状について理解してくれる人がいるのは、患者にとってむしろ望ましいことです。最初は自分ひとりで抱え込もうとしていた人が、こちらの丁寧な説明を受けて「家族と情報共有したほうがいい」と理解し、翻意するケースもよく経験します。

そのためにも、まず医師側が、患者家族とのかかわりの重要性を患者に説明できるようになっておかねばならないのですね。

キーパーソンは血縁関係にあるとは限らない

ここまで、あえてわかりやすさを優先して「家族」という言葉を使いましたが、正確に書くなら**「キーパーソン」**です。キーパーソンとは、患者に最も近い距離にあり、意思決定を行う際の要となる人物のことです。

患者にとってのキーパーソンは、必ずしも「家族」「親類」であるとは限りません。

例えば、日本では異性同士しか婚姻関係を結べないため、配偶者と同等の関係にある同性の相手を、患者本人が「知人」と呼ぶケースがあります。また、他にも内縁関係などさまざまな理由で、**キーパーソンに相当する人物が必ずしも血縁関係にはないケースがあります**。キーパーソンがそばにいるにもかかわらず、医師が「知人ではなく家族を呼んでください」と伝えてしまい、患者との関係を悪くした事例を見聞きすることがありますが、こうした杓子定規な対応ではプロとは言えません。人間関係の形態は多様だという認識が必要なのです。

そもそも私たちが知りたいのは「家族がいるか」ではなく、**「健康上の大事な話を一緒に聞いてくれる人はいるか」**ですから、患者のリアクションに応じてこちらも言葉の使い方を調節する必要があります。

「ご病気にかかわる大事な話です。一緒に話を聞いてくれる方はいらっしゃいますか？」

といった尋ね方が適切なケースもあるでしょう。

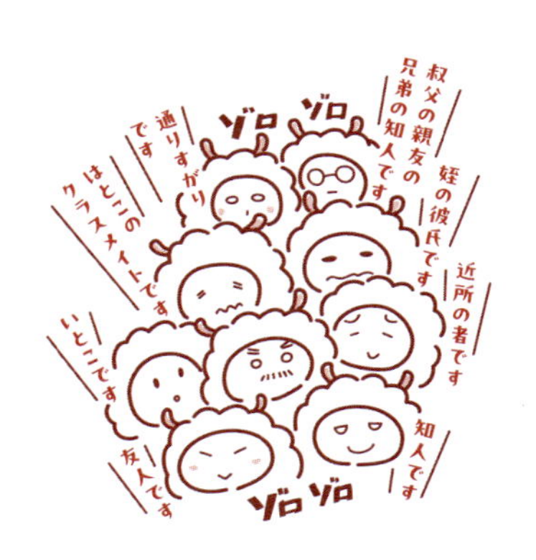
叔父の親友の兄弟の知人です
ゾロ
ゾロ
通りすがりです
姪の彼氏です
はとこのクラスメイトです
近所の者です
いとこです
知人です
友人です
ゾロゾロ

患者から問われやすいお金の話

医師が割と苦手意識をもっているのが、「医療費に関する質問」です。
何を隠そう私も、
「その治療にどのくらいお金がかかりますか？」
と問われると返答に窮することはしばしばあります。

一方、患者にとってみれば、医学的な情報と同じくらい、**治療にかかるコストも大きな関心事です**。患者にとって、医療費は人生を左右しうるからです。

もちろん、医療費に精通している医師は多くないでしょうし、私たちは医療経済の専門家でもありません。患者が負担すべきコストを正確に即答できる必要まではなく、「医療事務から説明いたします」と伝えれば大きな問題はないでしょう。ですが、医師が患者に、治療方針についていくつか選択肢を提示する場面では、**患者にとってコストが選択基準になりえます**。
「医学的にはよさそうだが、コストが高いのならやめておきたい」
といった場合、コストについての情報が与えられない限り、患者は治療を選べません。

そこで、ポイントをいくつか絞り、最低限の知識をもっておくのが望ましいでしょう。

頻回に出合う疾患

私たち医師が、すべての疾患の治療費や入院費の概算を暗記するのは不可能ですが、**ローテート中の診療科でのコモンディジーズ**については、費用面をある程度知っておくのは大切です。病棟の担当事務に尋ねるなどすれば、おおよその金額を知ることができます。一方、差額ベッド代は患者によって異なりますので、その点も併せて伝える必要があります。

休日夜間の救急外来でも、費用面について質問されることはよくあります。答えられないときにどの部署に頼ればいいか、事前に把握しておくと安心です。

高額療養費制度

日本の健康保険制度には、「高額療養費制度」というシステムがあります。どれほど高額な治療を受けても、1カ月の医療費の自己負担が一定以上を超えないという、わが国が誇る「すごすぎる」制度です。

とはいえ、医療費の支払い時に割引き価格になるわけではありません。**医療機関や薬局の窓口で支払った額のうち、上限額を超えた分が後ほど支給される**、というものです。この上限額は年齢や収入によって異なり、「たくさん稼いでいる人」の上限額は高く設定されています。また、世帯内で医療費を合算できるため、同時期に家族が治療を受けた場合、一人あたりのコストの割引率はさらに上がります。加えて、過去12カ月以内に3回以上、上限額に達した場合は、4回目から上限額が下がるというルールもあります。いずれにしても、高額な治療を受けても、その大部分を自己負担せずに済むのが高額療養費制度です。

表1 69歳以下の上限額（参考）

	適用区分	ひと月の上限額（世帯ごと）
ア	年収約1,160万円～ 健保：標報83万円以上 国保：旧ただし書き所得901万円超	252,600円＋（医療費－842,000）×1％
イ	年収約770万円～約1,160万円 健保：標報53万～79万円 国保：旧ただし書き所得600万～901万円	167,400円＋（医療費－558,000）×1％
ウ	年収約370万円～約770万円 健保：標報28万～50万円 国保：旧ただし書き所得210万～600万円	80,100円＋（医療費－267,000）×1％
エ	～年収約370万円 健保：標報26万円以下 国保：旧ただし書き所得210万円以下	57,600円
オ	住民税非課税世帯	35,400円

厚生労働省：高額療養費制度を利用される皆さまへ（平成30年8月診療分から）
https://www.mhlw.go.jp/content/000333280.pdf

例えば、年収600万円の50歳男性が、100万円の医療費に対し、窓口負担（3割）が30万円であったとします。すると、**表1**から以下のような計算式が導けます。

80,100円＋（100万円－267,000円）×1%
＝87,430円…自己負担額の上限

したがって、窓口では30万円払い、後に212,570円（30万円－87,430円）が高額療養費として支給されます。この場合、もともと100万円の医療費が87,430円まで割り引かれていることになります。なんと約92%引き！ 凄まじくお財布に優しい制度です。ただし、医療費が高騰する今、こうした制度が今後も維持できるとはとても思えず、実際、上限額の見直しが進められています。今後、患者への説明に困らないためにも、ある程度は最新情報をキャッチアップしておくのがよいでしょう。ひとまず、この制度の大まかな概要くらいは覚えておかないと、患者への説明に困ってしまいます。

なお、この医療費に差額ベッド代や食事代は含まれません。

医療費控除

医療費に関する優遇制度としては、「医療費控除」もあります。こちらは、1年間に支払った医療費が10万円を超えた分を所得から控除できる、という仕組みです（最高200万円まで）。

所得控除、すなわち、課税対象となる所得を減らせる分、支払う税金が減ります。とはいえ、「10万円を超えた分」です。年間11万円支払ったら、控除分は1万円。しかも、前述の通り自己負担額を大きく圧縮できる高額療養費制度がありますから、医療費控除はそれほど大きくはなりにくいものです。また、収入が違えば支払う税額も異なるため、どの程度「お得」なのかは患者によって異なります。その点で、患者への説明において、医療費控除をもち出す意味合いはあまりないでしょう。問われたら概要を答えられる程度の知識をもっておくだけで十分です。

一方、自分が病気になって医療費を支払い、確定申告をする際には、この制度を知っておかねばなりません。これについては、第5章で改めて解説しましょう。

研修医がやってしまいがちな bad communication

患者とのコミュニケーション法については、学生時代にOSCE等で一通り学ぶものと思います。実はOSCEが始まったのは私の学生時代で、その頃に比べればコミュニケーションに関する教育はずいぶん進歩しています。

しかし、実際に医療現場に出てみると、**学生時代に学んだコミュニケーション技術だけでは全く歯が立たないことを痛感するはず**です。リアルな世界は多様性に満ちていて、教科書的な手法が通用するケースは多くありません。結局、コミュニケーションについては、on the job training（OJT）でしか学べない部分が大きいのです。

一方、現場で体系的なコミュニケーションのトレーニングが受けられるかというと、そうでもありません。結局、先輩の「見よう見まね」で学んでいくしかないのですね。

その際に起こりがちなのが、先輩医師のbad communicationをビギナーが真似してしまうという現象です。あらゆる業界において、「先輩の技術を盗む」というのは上達までの重要なプロセスですが、**問題は、目の前の先輩が「お手本たるべき存在か」をビギナーには判断できないことです。**先輩がマズいコミュニケーション法を身に付けていたために、正しい手法が継承されないことはよくあるのです。

改めて、医療現場におけるコミュニケーションの「基本のキ」をまとめておきましょう。

タメ口は禁止

あなたがホテルにチェックインをしようとフロントに向かったら、目の前のスタッフが、
「調子はどう？ 今日は1泊？ 明日帰るの？」
などと聞いてきたらどう思いますか？ きっと失礼な態度にびっくりしてしまうはずです。ところが医療現場では、患者に対して医師が、
「その症状はいつからあるの？」
「ここは痛い？」
などとタメ口で話しかけている姿を少なからず目にします。きっと、誰か先輩の真似をして、良からぬコミュニケーション法が身に付いてしまったのでしょう。

この社会には、「医師と患者の関係ならタメ口が許される」という特別ルールなどあるはずがありませんよね。社会人として誰かと接する以上、いつも丁寧な口調を心がけなければなりません。

患者に対して礼儀正しく接することは、患者だけでなく医師自身にもプラスになります。患者との人間関係が良好なら、その後の治療はスムーズに進み、医師にとっての心理的ストレスも軽くなるからです。

ホテルの従業員と客との関係なら1回きりで済みますが、医師は多くの場合、患者と年単位の長きにわたって関係性を続けます。話し方が偉そうであったり、礼節を失していたりして、いきなり患者との関係性の構築に支障をきたすことのないよう注意しましょう。

赤ちゃん言葉の横行

患者に対して
「お口をアーンしてください」
といった赤ちゃん言葉で接する人を見ることがよくあります。自分がもし患者の立場だったら、と想像してみてください。医師からこのような呼び

かけをされると、どういう気分になるでしょうか？

この社会には、相手が乳幼児である場合を除き、赤ちゃん言葉が許されるシチュエーションはないはずです。ちなみに、若い人が高齢者に対して使う「赤ちゃん言葉」のような話し方には「Elderspleak（エルダースピーク）」という名前が付いており、医療機関でよく見られる不適切な話法だとされています（医療者として残念なことです）。

なお、これとは少し違いますが、私は研修医の頃、

「○○さんに点滴してあげる」

「○○さんに痛み止めを使ってあげる」

といった言葉を使って指導医から叱責されたことがあります。悪気は全くなかったのですが、自覚なく「上から目線」で患者を見ていたのでしょう。医師になった途端、周囲から「先生」と呼ばれ、患者には頭を下げられ、あたかも自分が偉くなったかのような気分になるかもしれません。こうした環境の変化から、**無意識に失礼な言葉を使うようになっていないか、いつも注意しておく必要がある**のですね。

上司の登場のさせ方

ここまでは「上から目線」の悪い点を述べてきましたが、逆に目線が「低すぎる」のもよくはありません。患者から見れば研修医も立派な一人の医師です。**あまりにも自信なさげで謙虚すぎると、患者も不安になってしまいます。**

例えば、患者さんに対して、

「私にはわからないので、上の先生に相談してみます」

と話す研修医を見ることがあります。真面目で謙虚な点は素晴らしいと思いますが、ここまで正直すぎなくてよい、と私は思います。患者から「頼りないな」「今後何かあってもこの人には相談しないほうがよさそうだな」と思われると、かえって損をするからです。相談できる上級医がいつも近くにいるとは限りません。状況によっては研修医が独力で判断を下せる場

面もたくさんあるでしょう。患者から頼りにされていないと、そういう場面ですら「上の先生に相談してから決めてください」と言われてしまうことがあるのです。

一方で、「他の医師と相談する」というのは、研修医に限らず、ベテラン医師でも行うごく一般的な行為です。「研修医が力不足だから他の医師を頼らないといけない」というわけでは決してないのです。

ですから、必要以上に自分を卑下することなく、

「検査の結果などを科のメンバーで共有し、治療方針について話し合いますので少しお待ちください」

と堂々と伝えればOKです。何も恥ずべきことではありませんし、むしろ患者に提供する医療の質を上げる重要なプロセスと言えます。

「はじめての処置」でも不安にさせない

中心静脈ライン確保や腰椎穿刺などの処置を行う前に、

「今回がはじめてなので、よろしくお願いします」

と言う研修医を見たことがありますが、みなさんはどう感じますか？ 患者側からすれば、恐怖におののくようなセリフですよね。

もちろんどんな名医にも「はじめて」はあります。たとえビギナーでも、必ず指導医の監督下に、患者に不利益を与えない形で処置は行われるものです。しかし、この事情は患者には理解されません。

「誰でもビギナーの頃がありますよね。私を練習に使っていただいて構いませんよ」

などと言う人は普通いないからです（実はまれに出会うことはあるのですが…）。

みなさんは、たとえ「はじめて」であっても、**「はじめて」でないかような堂々とした態度で**処置を行いましょう。そのうえで、内心では「無理はしない」「困ったら上級医と交代しよう」と立場をわきまえておけばよいのです。

そのほうがむしろ、患者にとってはきっと安心できるはずです。

身内への敬語はNG

敬うべき相手の前で身内を引き合いに出すときは、謙譲語を使うのが常識です。例えば、他の会社の社員に対して、「うちの社長の○○さんが□□とおっしゃっていました」と話すことはありません。社長の名前は呼び捨て、「おっしゃっていました」ではなく「申していました」と謙譲語にします。

ところが医師の世界では、こうした習慣が根付いていません。

例えば、患者の前で自科の上司を引き合いに出して「部長の○○先生が□□とおっしゃっています」と言ってしまったり、「整形外科の○○先生が一緒に診てくださるので…」「循環器内科の○○先生が利尿剤を使うのがよいとおっしゃっていました」などと言ってしまったりするのです。

同じ職場の従業員に尊敬語を使うなど、他の業種では考えられないことでしょう。「先生」をつけるのはこの業界の慣習なので悪くないと思いますが、尊敬語は避けましょう。患者にはかなりの違和感を抱かれるはずです！

Column

私のはじめての入院・手術体験

患者に手術の説明をする際、私に有利な点が一つあります。それは、自分自身が全身麻酔手術を受けた経験があることです。しかも、外科医になって5年目、医師7年目のときの経験です。

「全身麻酔が怖い」と感じる方は多いのですが、それに対して「私も受けたことがありますが…」と体験談を話すと、安心されるケースは多いのです。

「麻酔の薬が入るとあっという間に寝てしまいました」

「起きたときにはすでに手術が終わっていて、いつもの睡眠のような感じでしたよ」

などと話すと、互いの間にある張り詰めた空気が明らかに和らぎます。

また、特に男性患者のなかには、周術期の尿道カテーテルに恐怖心を覚える方が少なからずいます。これについても、私の体験をお話しすると不安が軽くなる方が多いように思います。

もちろん、あらゆる治療に対して、体の反応、症状の現れ方には個人差があります。他人の体験が自分に当てはまるとは限らない、という点には注意が必要で、このことは併せて説明するようにしています。

さて、これ以外にも、医師になってからの入院経験は自分に大きな発見をもたらし、それが日々の診療に活きていると感じることがあります。

例えば、「ナースコールは意外にも押しにくい」という事実です。患者の立場になると、看護師は日々とてつもなく忙しそうに動いていることがよくわかります。看護師に伝えたいこと、手伝ってほしいことがあっても、「こんなことでナースコールを押していいのだろうか」と遠慮してしまうのです。

特に控えめな性格の人はきっと、入院中に同様の悩みを抱えているだろうと思います。しかし、症状の変化や苦痛があったとき、患者が医療者に相談しやすい環境でなければ、私たちは異常を早期に発見できません。

私たちが「困ったときは看護師に相談してほしい」という旨を患者に伝えるときは、患者の性格に応じたアプローチ、適切な言葉遣いがなされるべきだと感じたのです。

他にも、もっと些細な発見がありました。例えば、「テープを剥がすのは意外と痛い」という事実です。末梢ルートの固定や、創部表面の保護などを目的に、患者の皮膚表面には多数のドレッシング材が貼付されています。なかには、これを素早く、やや乱暴に剥がす医師がいますが、結構な痛みを伴うのです。ドレッシング材はゆっくり丁寧に剥がさないと痛い、という事実は、あらゆる医療者が知っておくべきだと思います。

医療者は、当事者の細かな苦痛や悩みを自覚できないからこそ、謙虚な姿勢で業務に臨むことが大切なのです。

20　1章　必須の臨床知識　診察

看護師とどうかかわればいいの？

病院内で最も人数の多い職種は何だと思いますか？

病院の規模にもよりますが、一般的には看護師でしょう。24時間365日、常に大勢の患者が滞在し、出入りする病院においては、「看護」に最も大きな人的リソースを要するからです。

したがって、医師には「看護師と上手くやっていく力」が必要です。看護師と上手に協働しなければ、患者に良い医療を提供できません。しかし、医療現場における看護師の役割や看護師とのかかわり方について、みなさんが学生時代に学ぶ機会は多くなかったと思います。

ここでは、私が考える「看護師との上手な関係構築」について述べてみましょう。

看護師はプチドクターではない

特に救急の現場では、看護師がテキパキと患者から病歴を聞き出し、末梢ルートを確保し、心肺蘇生に参加し、時には医師に、

「○○の検査をしたほうがいいのではないでしょうか？」

と進言したりするシーンを目の当たりにするでしょう。

こうした側面だけを見れば、看護師と医師の仕事の領域が重なっていて、「看護師が成長すれば医師のようになっていく」というイメージで捉えがちです（かくいう私もそう誤解していた時期があります）。まさにこれが「プチドクター」です。

ですが実際は、**看護師は看護学を修めた「看護」の専門家**で、私たち医

師とは専門性の違う職種です。ルート確保や心肺蘇生、検査や鑑別診断を挙げるといった「医師でもできる仕事」に看護師が取り組むシチュエーションもある、という捉え方が正確でしょう。

看護師は多様な側面から患者のケアに取り組んでいます。例えば、病棟の看護師は最も近い距離で入院患者に接し、思いを傾聴しています。患者のなかには、「医師には話せないが看護師には話せることがある」という人も多くいます。特に治療経過が長い患者に対しては、**看護師からの視点がなければ、チームとして理想的なゴールを設定することができません。**

ですから、医師は看護師と上手く情報を共有し、看護師の意見を取り入れることによってこそ、治療の質を高められます。お互いの専門性を尊重し、協調していくことが大切なのですね。

看護師に対して、

「あの患者さんは治療についてどんなことを話していましたか？」

「何か不満などは言っていませんか？」

と尋ねると、意外な患者の心情を知ることがよくあります。

看護師への話し方

とある患者向けの指南書に、「**良い医師かどうかを見分けるには、看護師への態度を見てみましょう**」と書かれているのを見たことがあります。メディカルスタッフに偉そうな態度をとる人は、たいてい患者への態度もぞんざいだ、ということでしょう。

実際、みなさんの周りに、看護師に対して偉そうな口ぶりで話す先輩医師がいるかもしれません。もちろん、親しい看護師とフランクな口調で話すのは普通のことですが、「上から目線」で接するのは不適切でしょう。

医師は職務上、看護師に「指示」を出す立場にあり、この役割が時に医師を傲慢な態度にさせてしまうことがあります。医療現場において職種のヒエラルキーはありません。どの職種も対等であり、各自の専門性を有したチームメンバーです。**礼を失した話し方をしていれば、他のメンバーか**

ら信頼を失い、結果的に自分が損をすることになります。また、こうした傲慢さは患者からもすぐに見抜かれ、信頼を失います。

これは相手がどんな職種であっても同じです。相手の専門性をリスペクトし、礼儀正しい話し方を心がけましょう！

とにかく早く名前を覚える！

看護師に、**“看護師さん”とは呼びかけないこと**。これはとても大切です！

なるべく早く名前を覚え、「○○さん」と名前で呼ぶのがオススメです。名札を見る、担当看護師の看護記録を見るなどして、意識的に名前を覚えましょう。名前で呼び合うことは、良好な関係を築く第一歩であると私は考えています。これは相手が看護師に限らず、です。

職種や属性で相手に呼びかけるのは、原則適切ではありません。医者に対して「お医者さん」、患者に対して「患者さん」とは呼びかけないのと同じですね。

ちなみに、医師に対しては「先生」という便利な呼称があり、看護師サイドからすれば、医師の名前を覚えていなくても「先生」と呼びかけることができます。これは医師同士でも同じで、学会会場で出会った相手の名前を思い出せなくても、「先生」と呼び合えば会話が進みます。便利ですね。

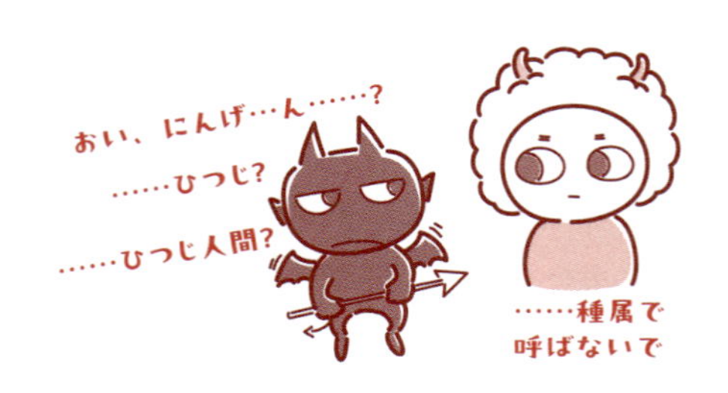
おい、にんげ…ん……？
……ひつじ？
……ひつじ人間？
……種属で
呼ばないで

上級医への上手なコンサルトを身に付けよう

研修医の頃は、上級医にコンサルトするときが本当にストレスですよね。私も研修医の頃、下手なコンサルトをしたせいで相手の医師から、

「何を言っているのかさっぱりわからん！」

と叱られ、ブチッと電話を切られたことがあります。しばらくはそれがトラウマになったので、自分はこんな上級医にはなるまい、と誓ったものです。

とはいえ、忙しい相手の時間を無駄に奪わないことは大切ですから、コンサルトは上手に行わなければなりません。早いうちにコツを覚えておきましょう！

最初に用件を伝えよう

相手が電話に出たら、まず名前を名乗り、「お忙しいところ失礼いたします」といった最初の挨拶を終えた後、すぐに用件を一言で伝えます。

この伝え方には以下のような例があります。

- 「治療の適応について相談したい患者さんがいるのですが」
- 「少し教えていただきたいことがあるのですが」
- 「少し画像を見ていただきたいのですが」
- 「一度診察をお願いしたい方がいるのですが」

さらに、診断がついているのなら、その前に、

「救急外来に20歳男性の急性虫垂炎疑いの患者がいます」

を付けると、5秒以内にコンサルトの目的が相手に確実に伝わります。

コンサルトを受ける立場の医師が最初に知りたいのは、「**今進行中の自分の仕事を中断する必要があるのか否か**」です。コンサルト内容によっては、即座に仕事の優先順位を変更する必要に迫られるからです。そこで、「最初に用件を伝えること」が最も大切なのです。

その後に、既往歴や内服などの患者背景を順に伝えればよいでしょう。

自院と患者の関係について調べよう

救急外来からコンサルトの電話をかける際は、その患者が「かかりつけ」の患者かどうかを調べましょう。自院に受診歴のない初診患者であれば、「当院初診の患者です」と伝えればOKです。

一方、自院に定期的に通院しているなら、その旨を伝えましょう。

「糖尿病で当院糖尿病内科かかりつけです」
「SLEで当院リウマチ膠原病内科かかりつけです」

など、簡単で構いません。自院かかりつけ患者の場合、過去カルテを見れば患者背景を容易に把握でき、コンサルトを受けた側としても動きやすくなるからです。

特に、コンサルトする相手の診療科に通院している患者ならなおさらです。その科に入退院をくり返している患者や、最近まで入院していた患者などであれば、患者背景に関する説明も簡単に済むからです。例えば、

「○○先生の外来に通院している△△さんなのですが」

と名前まで言ってしまえば、「ああ、△△さんですね。どんな状況です

か？」の一言で、かなりの時間を節約できます。

逆に、コンサルトする相手がよく知っている患者の背景を、詳細に説明するのはNGです。長々としたプレゼンを聞いた後に患者の名前を知り、「なんだ、○○さんか、それなら最初に言ってくれればよかったのに」と思うパターンは私もよく経験します。

お互いにとって貴重な時間を無駄にしないようにしましょう。過去のカルテ記載を参照し、**自院と患者の関係、ひいては、コンサルト先の相手と患者の関係をしっかり把握**してからコンサルトするのが大切です！

急ぎの案件ならその理由から

ここまで書いた内容は、あくまで時間的に余裕があるケースを想定しています。超緊急案件なら、詳細な患者背景まで丁寧に説明している余裕はありませんから、「今すぐ対応してほしい」という旨を最初に伝えなければなりません。

とはいえ、単に「今すぐ来てください！」と伝えるだけでは、「なぜですか？」と理由を問われるだけです。「今すぐ来てほしい理由」を、具体的な言葉で端的に伝える必要があります。例えば、

「70歳女性ですが、下部消化管穿孔でショックバイタルです。敗血症性ショックと思われますので、今から診察をお願いできますでしょうか。バイタルは、血圧が……」

といった伝え方をすればよいでしょう。バイタルが安定している患者については、血圧や脈拍、呼吸状態などを最初に丁寧に説明する必要はありません。一方バイタルが不安定なら、その旨はまず優先的に伝えなければなりません。

コンサルトする相手のためにも、そして患者のためにも、長々とした前置きに時間を浪費しないよう注意しましょう！

カルテの書き方：キホンとNG例

みなさんは、周囲の先輩医師のカルテを見て、どんな感想をもっていますか？ とにかく多種多様でそれぞれ自己流、人によってスタイルは異なり、内容の詳しさも違う、一体どれを真似ればいいのかわからない。そんなふうに思いませんか？

カルテは公文書で、診療情報の記録は法律上の義務ですから、ルールに則って正確に記載する必要があります。またカルテは、主治医以外の医師や、看護師、薬剤師などのメディカルスタッフと患者に関する情報を共有するための媒体でもあり、**内容は明瞭かつ簡潔である必要がある**でしょう。

ここでは、カルテを書くときの注意点についてまとめてみましょう。

診療経過の記載方法

患者の診療経過を記録するときは、**SOAP形式**が推奨されています。近年は電子カルテがSOAPの体裁になっているため、この手順で迷うことはないでしょう。

S（Subjective/Symptomatic）	患者が提供する主観的情報
O（Objective）	医療者が取り出す客観的情報
A（Assessment）	判断
P（Plan）	治療方針

まずは、この形式において、NG例から学んでみましょう。

①Sの記載内容がヘン

S（subjective）は、患者が医師に提供した主観的情報を意味し、患者が訴えた内容を記載する部分です。例えば、

「お腹の痛みはほとんどなくなりましたが、精神的に辛いです」
「息苦しさはずいぶん軽くなりました」

といった記載が一般的です（あえて口語調でなくとも「お腹の痛みはほとんどないが精神的に辛い」といった記載でも問題ありません）。

ところが、Sに「はい」「いいえ」などと書くカルテを見ることがあります。これはすなわち、医師からのclosed questionに対する患者の返事をそのまま記載したわけですが、これでは「患者がどんな主観的情報を医師に提供したか」がわかりません。

例えば、「精神的には辛いですか？」に対し、「はい」といった返事だったのであれば、「精神的には辛い」と書くか、「（『精神的には辛いですか？』という質問に対して）『はい』とだけ返答」などと書くべきでしょう。

②SとOを混同する

SとO（objective）に情報を記載するときに注意したいのが、「**主観と客観を混同しないこと**」です。

NG例として、例えばSに「『特に変わりないです』と明るい表情で話される」といった記載を見ることがあります。「特に変わりないです」は患者の主観的な訴えですが、「明るい表情で」は主治医から見た客観的な所見です。

逆に、Oに「腹部、自発痛はないが軽度圧痛あり」といった記載を見ることもあります。もちろん「自発痛」は主観的情報、「圧痛あり」は客観的情報です。細かいことですが、きちんと情報を整理するうえで、主観と客観は混同しないよう注意しましょう。

ちなみに、Sに「ZZZ…」と書いている医師を見て、さすがに驚いたことがあります。患者が眠っていたのなら、本人から主観的情報を得ることはできないわけですから、Sは記載できません。一方、「睡眠中である」

という客観的所見を得ることはできますので、Oに睡眠中であった旨を記載すればよいでしょう。実際、日中にベッド上で睡眠していたという客観的事実から、離床が進んでいないことが推測され、より良い治療につながるかもしれません。

③Oに不思議な言葉を入れる

診察して得られた所見は、正確な表現で記載する必要があります。ところが、ここに解釈しづらい「客観的所見」を見ることがあります。例えば、「腹部ぽってり」「グル音聴取できず」「肺雑は聴取する」「傷のじゅくつきは軽度」など、公文書では許容されにくい、正確と言い難い医学用語を使ってしまうケースです。

患者の訴えを患者の言葉で書く主観的所見とは対比的に、**客観的所見は正確な医学用語で記載**することを心がける必要があります。上述の例であれば、「腹部は軽度膨満」「腸蠕動音は聴取できない」「coarse crackleを聴取する」「創部より少量の浸出液を認める」などが望ましいでしょう。

④OとAを混同する

OにA（assessment）の内容を書いてしまうケースもよく見ます。例えば、

「血液培養2セットでグラム陽性球菌が検出。カテーテル関連血流感染を疑う。」

「右下腹部に反跳痛あり、急性虫垂炎として矛盾しない。」

などをOにまとめて書いてしまうケースです。正確には、いずれも前半がO、後半がAです。

確かに、頭の中ではOを得た次の瞬間にAを行うため、このような記載を思わずしてしまいがちです。しかし、**SOAPに従う利点はむしろ、直感的で短絡的なアセスメントを防ぐこと**でもあります。Oに客観的情報をきちんと記載し終えてから、頭を切り替えてじっくりアセスメントする、という流れが理想的でしょう。

⑤Aのコピペが“間違い探し”

Aに、これまでの経過を毎回コピーペーストするスタイルがあります。

このスタイルは、はじめて見る人が経過を把握しやすい利点があるほか、担当医が退院サマリを書く際、これをコピーすればそのまま入院後経過になる、という利便性もあります。

一方、毎日ほとんど同じ体裁で書かれることが多く、「その日にどんな変化があったか」を知るのが難しい、というデメリットがあります。何せ、書かれている内容が毎日ほとんど同じです。見た人が「昨日と今日はどう違うのか」を知るために、まさに「間違い探し」に近い苦行を強いられるのです。

問題は、本来「サマリ」であるべき内容が、「アセスメント」と渾然一体になっているところにあります。

もし、このスタイルでカルテ記載したいのであれば、「当該日に行ったアセスメント」と「経過サマリ」は分けて書くべきです。Aの冒頭にまず前者（真のアセスメント）を書き、その後に後者（サマリ）を追加すればよいでしょう。

冒頭で書いた通り、カルテの重要な目的の一つに「自分以外のスタッフと診療情報を共有すること」があります。「第三者から見てわかりやすいかどうか」を意識することが大切なのですね。

初診カルテの記載方法

初診カルテについても、基本的にはSOAPの順で記載するのが一般的ですが、体裁としては初診にふさわしい形である必要があります。一般的には、以下のような形式がとられます。

- **主訴**
- **現病歴（現症）**
- **既往歴**
- **内服薬**
- **生活**（喫煙・飲酒など）
- **アレルギー**
- **家族歴**
- **身体診察所見**
- **検査所見**
- **プロブレムリスト**
- **アセスメント**
- **プラン**

電子カルテでは初診用のテンプレートを使えることが多く、スタイルに迷うことは少ないでしょう。ですが、初診カルテでも経過記録と同様に「適切な場所に適切な情報を書くこと」は意識しましょう。

NG例を見てみます。

①「主訴」に主訴以外を書く

「主訴」とは文字通り患者の「主な訴え」であり、英語では「chief complaint」です。Complaintは「不平、不満」のことで、これが転じて「病気」や「症状」を意味するようになった言葉ですから、基本的に“目下、患者を困らせている症状や症候”を書くことになります。

ところがよく見るのが、**「主訴」に単に「受診した理由」を書いてしまうケース**です。

例えば、主訴に「近医より紹介」や「人間ドックで異常を指摘」と書くケース。確かに、これらは患者が受診に至るきっかけではあるのですが、症状や症候とは言えないでしょう。

また、**主訴に客観的所見を記載する例**もよく見ます。例えば、主訴に「便潜血陽性」や「貧血」などを書くケースです。これらは主訴に該当する症状や症候ではなく、検査によって得られる客観的所見です。もちろん、来院するきっかけとして現病歴に記載するなら問題ないでしょう。

とはいえ、「患者に何も症状がないものの受診が必要だったケース」はありますよね。例えば、「健康診断で異常を指摘された」はよくあるパターンです。この場合、患者を困らせる症状はないので、主訴に「症状なし」「無症状」などと記載することになります。

②現病歴の時系列

よく見る表記に、「昨日から腹痛あり…」「今朝から発熱あり…」といったものがあります。この「昨日」や「今朝」といった記載は、来院後数日以内に閲覧された場合に限っては、非常にわかりやすいと言えます。

しかし、サマリなどにそのまま次々と転記されると、数カ月後に見直された際に**時系列が非常にわかりにくくなります**。最初に記載された日付を確認しない限り、いつから見て「昨日」や「今朝」なのかがわからないからです。カルテ記載は重要な診療記録で、何年経っても情報が収集しやすいよう留意されている必要があります。

一方で、**日付だけが記載された場合には、「期間」がわかりにくい**というデメリットがあります。例えば、「2月27日から咳嗽あり」とだけ記載されているより、「来院２日前から」「来院当日に」と書かれているほうが症状出現後どのくらい経過したかがわかりやすいですよね。

以上のことを考慮し、私は研修医の先生に以下の２つをオススメしています。

１つは、「**2022/5/10（来院２日前）**」といったように、「絶対値」と「相対値」を両方記載する方法です。私は主にこの記載法を用いています。初診時の忙しいときにここまで書くのは面倒だ、と思ったでしょうか？

それなら、もう１つの手として、**初診カルテは「相対値」のみ記載し**(直感的に記載しやすい)、その後の**経過記録やサマリでは必ず「絶対値」も記載する**、という手法です。安易に初診カルテをコピペしないことも大切ですよ！

Check カルテに診療経過を記録する際は、丁寧に日付を書くことが大切です。時系列で理路整然と記載されたカルテは、他の医療スタッフが患者情報を収集するのに大いに役立ちます。効率的なカルテ記載のためには、日付と曜日を瞬時に確認できる**腕時計**を付けておくのが圧倒的にオススメです。カルテ記載中に毎度スマホを出すより、はるかに素早く日付が記載できるからです。

詳しく知りたい人にオススメの本

- **「「型」が身につくカルテの書き方」(佐藤健太/著)、医学書院、2015**
  →カルテの書き方を指南する本はあまり数がないのですが、こちらは最もわかりやすい一冊です。

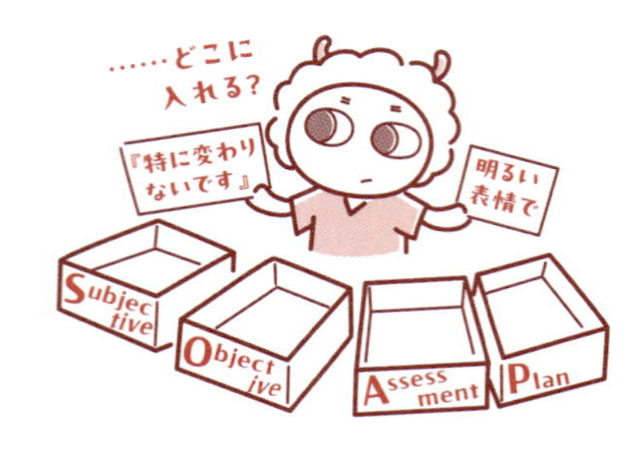

Column

慣れてきた頃の落とし穴

徒然草に「高名の木登り」という有名な一節があります。

木登り名人が、人に指示して高い木に登らせ、枝を切らせていました。危険な高さで作業しているときは何も言わなかった名人が、軒の高さまで降りてきたときにはじめて「怪我をしないよう気を付けなさい」と注意を促したエピソードです。

どんな教訓かわかるでしょうか？

危険が明らかなときは、誰もが慎重になるものです。本当に危ないのは、少し慣れてきたとき、心に油断が生まれたときです。

研修医1年目の頃は慣れないことばかりで、何事にも慎重に、ミスのないよう注意して動くのが常です。ところが、医師2年目、3年目となるにつれ、日々の作業に慣れ、心に余裕が生まれます。後輩もできて、指導する機会も増えます。本当に怖いのは、その時期です。

少し背伸びして身の丈に合わないことを行ったり、慎重さを欠いた行動をしたりして、大きなトラブルを引き起こすケースがあるのです。後輩に対して乱暴に指図したり、患者に傲慢な態度で接したりする人が増えるのもこの頃です。どの病院にも必ず、こうした万能感の餌食にされてしまう若手がいるのです。

「ダニング・クルーガー効果」という心理学の用語があります。能力が低く経験の浅い人は自分の能力を過大評価しがちであるという認知バイアスのことです。自分の能力を正確に知り、不足を認識するためには、それなりの「能力」が必要になります。能力が中途半端な時期だからこそ、自分の能力の低さに気付けないのです。

さらに経験を積むと、自分の能力不足を正確に認識できるようになり、再び自己評価が下がるフェーズがやってきます。まさに論語の「知らざるを知らずと為す是知るなり（知らないことを知らないと自覚すること、これこそが本当に知るということである）」です。

医師の油断が引き起こす事故は、患者の命に直結します。慣れたときこそ、気を引き締めるとき。木登り名人の言葉を思い出して、いつも慎重に診療するようにしましょう。

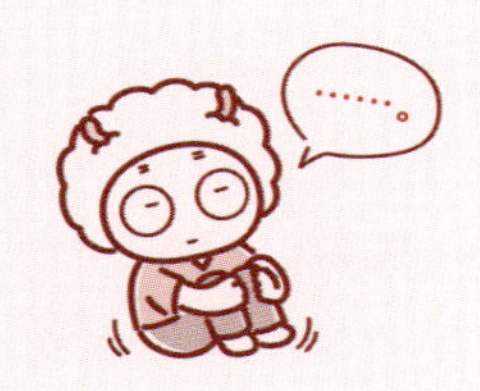

はじめての「紹介状」と「返書」

「紹介状の目的や書き方」をきちんと学んだことはありますか？

これこそ、研修医が「見よう見まねで身に付ける知識」の最たるものでしょう。医学部の講義でも一般的には学びませんし、国試にも出ません。**医師が作成する書類のなかでは、紹介状が最重要と言っていい**のに、です。

私も研修医時代、オーベンから「紹介状書いておいてくれる？」と言われ、誰にも学んだことがなかったので面食らったのを覚えています。

ここで紹介状について、しっかり学んでおきましょう！

他院に紹介するパターン

自分が勤務する病院から他院に患者が転院したり、自院と並行して他院で治療を受けることになったりする場合に、自院での経過を相手に情報提供する必要があります。それまで患者がどんな検査や治療を受けたのか、それがどんな結果だったか、病態がどう変化したかを知ったうえで診療してもらうためです。

逆に、紹介状を持たずに患者が他の病院に行くと、どうなるでしょうか？

実は、通院中の担当医師に黙ってこっそり別の病院に行く患者は一定数いて、みなさんも今後、こういう**「紹介状のない患者」を受け入れる側の苦労をきっと経験します**。患者はそれまでの経過を懸命に説明してくれるのですが、いかんせん的を射ず、病態の把握が難しいのです。専門家ではない人が、自分の受けた治療の種類、その効果、検査の結果などを正確に語るのは不可能だからです。結果として、もう一度同じ検査をくり返し行うなど、かえって診療の効率が悪くなります。また、結局元の病院に問い合わせて診療情報を送ってもらうケースも多々あります。

こうした経験をすると、逆説的に紹介状の重要性を知ることになるわけですね。

このパターンで書く紹介状を、正確には「診療情報提供書」と呼びます。まさに、「診療情報」を相手に「提供」するのが目的の書類です。この目的は、「申し送り」と言い換えることもできるでしょう。この種の紹介状には、いわゆる「経過サマリ」を記載することになります。加えて、診療経過において重要な検査結果を同封するのが一般的です。

院内で他科に紹介するパターン

自分が勤務する病院内で、他科の医師に患者を紹介するケースもあります。例えば、

- Crohn病で消化器内科に通院中の患者に糖尿病を疑う所見が現れ、糖尿病内科に紹介する
- 呼吸器外科手術予定の患者の術前スクリーニングで心電図異常があり、循環器内科に紹介する
- 夜間に救急外来受診した患者に帯状疱疹を疑う皮疹があり、翌日の皮膚科外来に紹介する

などですね。

さまざまな診療科が専門性を活かして患者を診療するのが現代の医療現場ですから、各診療科間で患者が行き来することはしょっちゅうあるわけです。院内であれば、紹介先の医師がカルテを直接見て経過を把握できるので、他院に送る紹介状ほど詳細な記載は必要ありません。どんな病気にどんな治療を行っている患者なのか、患者情報を大まかに記載したうえで、紹介する目的（何を診てほしいのか）を書くことになります。

Check 患者が「セカンドオピニオン」を希望することがあります。セカンドオピニオンとは、「他院の医師の意見を聞くこと」です。いろいろな医師の意見を聞いてから治療方針を決めたい、と考える患者は少なくありません。

セカンドオピニオンでも、前述と同じような他院宛の診療情報提供書が必要になります。しかし、通常の紹介とは異なり、セカンドオピニオン先で検査や治療が行われることはありません。診療情報を見てもらい、「意見を聞くこと」だけが目的です。よって**保険診療でもなく、それなりのお金がかかります**（病院によってさまざまですが、数万円はかかります）。研修医がセカンドオピニオンの診療情報提供書を書く機会は少ないと思いますが、一般的な紹介や転院とは異なるセカンドオピニオンの性質は知っておいたほうがよいでしょう。

返書の大切さ

みなさんも、他院から紹介されてきた患者を診療することがあるでしょう。この際、他院から送られてきた紹介状に必ず返書を書かなければなりません。**紹介した側の医師は、紹介先で患者がどんな治療を受け、どんな経過を辿ったのかを知りたいと考えています**。こうした情報を医療機関同士できちんと共有することで、それ以後もスムーズな連携ができます。

また、診療所（クリニック）から病院に紹介された患者を診ることも多いと思いますが、その際も丁寧な返書を送ることが大切です。病院の経営や医師の教育は、地域の開業医の先生が病院に患者を紹介することで成り立っています。

一方、開業医の先生は、自身の医療圏にある複数の病院から「どこに患者を紹介するか」を選ぶ立場です。当然、丁寧な対応がなされない病院や、無礼な医師がいる病院に患者を紹介したいとは思わないでしょう。開業医にとっても、患者にとっても、不利益になることはしたくないからです。

病院の診療を支えている診療所と良好な関係を維持するためにも、きちんとした返書を送ることが大切です。このことは、研修医のうちから必ず知っておいてほしいと思います。

Check 他院に送る紹介状や返書は、改竄防止のため封がされていて、原則患者が開封することはありません。しかし、**中身を患者が見てはいけないわけではありません**し、実際、中身を読む人もいます。したがって、紹介状や返書を書くときは、患者に見られても信頼を損なうことのない文章を心がけてください。「厄介な患者で…」などと悪口を書くのは論外ですよ！

経過サマリはなぜ書かないといけない？

入院患者の経過について、定期的にサマリを書くよう指示されると思います。サマリとは、治療経過の要約です。

なぜサマリが必要なのでしょうか？

その理由を答えられますか？

ここでは、経過サマリについての知識を学びましょう！

経過サマリで情報共有

例えば、当直中に自分の担当ではない患者について相談を受けたときを想像してみてください。これまで自分が一度も診たことのない患者です。どんな治療経過を辿っているのか、何も知りません。カルテを開き、これまでの診療記録を頼りに、患者像を作り上げる作業が始まります。

ここで、もしサマリがなかったらどうなるでしょうか。日々の診療記録をすべて追いかけなければなりません。

- どういう病態なのか
- なぜ今この治療を行っているのか
- 今後どのような治療を行う方針なのか
- 既往歴や家族の有無などの患者背景は？

これらの情報を得ない限り、適切に対応できません。経過が長い患者なら、まるで「砂漠で針を探す」ような仕事が発生してしまいます。しかし、主治医が定期的にサマリを作ってくれる人だったらどうでしょう？サマリに目を通すだけで、患者のプロファイルを短時間で把握できます。

逆に主治医の立場から見れば、日々こうしたサマリをしっかり作成しておくことで、「自分がいないときでも適切に対応してもらえる」というメリットがあります。患者にとっても安全ですし、治療経過がスムーズに進むと自分の負担も軽減します。**日常業務がスムーズに進んでいる人ほど、サマリ作成の時間は惜しまないものです。**

なお、CTやMRIなどの所見を記載する放射線科医や、生検組織などの病理所見を記載する病理医も、サマリがあるほうが患者の経過を把握しやすく、適切な診断に至りやすくなります。全患者のサマリを参照するわけではないにしても、**診断を行ううえで、臨床経過が重要な情報源**になりえます。

また、サマリを読むのは「他科の医師」だけではありません。看護師や理学療法士、ソーシャルワーカーなど、医師以外のメディカルスタッフもサマリを参照してケアの方針を検討します。患者に対し、より質の高いケアが行われるためにも、サマリは大切なのです。

Check シフトワーカーである看護師は、「申し送り」によって患者情報を共有する教育をきちんと受けています。一方の医師は元来、主治医が24時間365日責任をもって担当患者を診るという伝統的な「主治医制」の影響か、申し送りの教育を受ける機会があまりありませんでした。ですが、近年「働き方改革」の影響もあり、複数のスタッフで分業することは非常に大切になっています。看護師が「看護サマリ」の作成について当然のごとく教育を受けるように、医師もサマリ作成についてきちんとトレーニングしておくべきなのですね。

経過に関する情報を整理する

サマリ作成には、主治医である**自分自身が情報を整理できる**というメリットもあります。特に経過の長い患者は、いつからいつまで、どのような治療を行い、どんな検査をしてきたかを、脳内だけで把握するのが難しくなります。

例えば、抗菌薬を長期投与している患者では、

- いつから何日間、どの種類の抗菌薬を投与したか
- 何を根拠に抗菌薬を変更したか
- 効果判定の根拠となりうる各種の画像検査や培養検査はいつ行われたのか

などの情報が極めて大切ですが、たとえ自分の担当患者でも、これらを安々と諳んじることは難しいでしょう。サマリを定期的に作っておけば、それを見るだけで経過を（自分が）容易に把握できます。

また、サマリにはプロブレムリストを記載するのが一般的です。担当患者のプロブレムを整理することで、「抜け」を防止できます。経過の長い患者はたいてい複数の問題を抱えていて、それぞれに同時に対応する必要があります。サマリにまとめておけば、どのプロブレムにどのような対処をしてきたかがひと目で把握できるわけですね。

サマリに書くべき情報

サマリには、既往や内服薬等の患者背景、職業やキーパーソンに関する情報などの社会的背景（初診時カルテと同様）の後に、入院後経過を時系列で記載します。

その後に、#1、#2、#3、……とプロブレムリストを挙げ、それぞれに関する説明を加えていきましょう。例えば、

#1. S状結腸憩室炎
#2. 糖尿病
#3. 低ナトリウム血症

のような形で患者のプロブレムを列挙し、その後ろに一つひとつのアセスメントと治療方針を記載します。

あまりにも長々としたアセスメントを記載すると「サマリ（要約）」になりませんので、他の人が見て要点がわかる記載を心がけましょう。例えば、

#1 X月Y日よりABPC/SBTを投与し、腹部所見は改善傾向にある。X月Z日の血液検査では炎症反応の低下を認める。抗菌薬の効果はあると判断し、現治療を継続する。

のような形でまとめてみましょう。

Check #は「number sign」という記号です。リストの序列に番号を付けて、No.1、No.2…と書いているのと同じです。これに数字を付けず、「#」を箇条書きの印として用いたカルテを見ることがありますが、それなら「ナンバー」である理由がないのでやめましょう。
また、「#（number sign）」ではなく「♯（music sharp sign）」を誤って記載したカルテを見ることもありますが、突然の音楽記号の出現にみんなが戸惑うのでやめましょう。ちなみに「シャープ」は横棒が斜めになっているのが特徴です。楽譜の五線紙上に書く際、線が重ならないようにするためです。

退院サマリ

患者の退院時には必ず退院サマリを書かなければなりません。目的はやはり「経過の共有」です。例えば、救急外来に患者が搬送されてきたとき、自院で入院歴がある患者なら退院サマリを必ず参照します。退院サマリを見れば、患者背景やそれまでの治療経過をひと目で把握できるからです。逆に言えば退院サマリは、**退院後の将来に起こりうる再受診を想定し、未来の担当医に向けて情報提供するもの**、と考えて書くのがよいで

しょう。

退院サマリの前半は初診時のカルテに相当し、後半は入院後経過、つまりここまで書いてきた経過サマリに相当します。経過サマリを定期的にまとめる習慣があれば、退院サマリ作成時、後半部分に**経過サマリを利用できます**。退院サマリ作成の段階になって、これまでの経過を振り返って情報を拾うのは、たとえ自分の担当患者でも大変です。溜まりに溜まった夏休みの宿題を最後の1日でやろうとするようなものですね。夏休み全体を使って計画的に宿題をこなすように、週に1回でもサマリをまとめておくことが大切なのです。

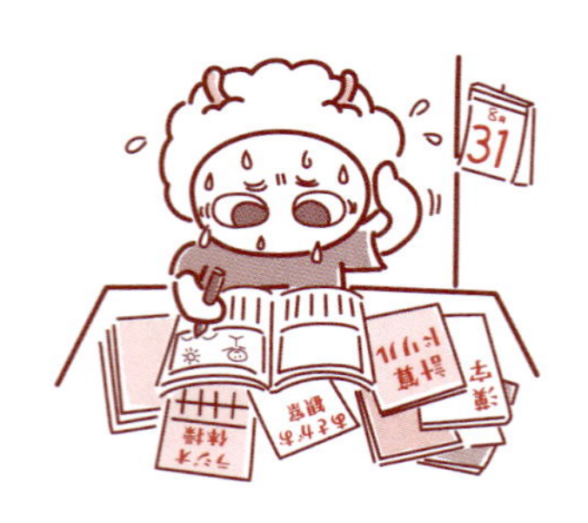

突如やってくる「死亡確認」という仕事

死亡確認ができるのは、医師と歯科医師だけです（正確には、死亡診断書は医師・歯科医師が記載できるが、死体検案書は医師のみ）。不可逆的な心肺停止状態の患者も、死亡確認がされない限り、定義上は「遺体」ではありません。私たちは、**人の死を確定させることのできる、特殊な権利をもっています。**

その分、「死亡確認」という仕事は私たちにとってとても大切で、重責を伴うものです。しかし、研修医が患者の死亡確認を経験することはあまりありません。患者家族の前で行う大事な仕事であるだけに、上級医が担当することが多いためです。よって、みなさんが**臨床研修を終えた途端、はじめて「死亡確認」という業務を任されることもありえます。**

医師にとっては多くの患者のうちの1人でも、ご家族にとっては、たった1人の大切な人の死です。何科の医師も、適切な対応をきっちり頭に入れておく必要があるでしょう。

死亡確認を頼まれたら、まずすること

死亡確認が必要になったら、まずは連絡すべき親類や身寄りがいるかどうかを確認しましょう。

すでに病室に関係者が揃った状態で、全員が十分に状況を理解できているなら問題ありません。まだ家族が集まっていないケースや、死亡時に連絡すべき親族がまだ到着していないケースでは、死亡確認はできません。まず、**死亡時に呼ぶべきメンバーがきっちり揃っているか**を看護師に尋ね

ます。

「最期は必ず呼んでほしい」と希望していた親族が到着する前に死亡確認を行うとトラブルに発展する恐れがありますので、注意しましょう。呼ばれるはずだったのに呼ばれなかった親族は、「大事な人の最期に立ち会えなかった」という事実を背負って生きることになるからです。

死亡確認を行うのは誰か

次に、**死亡確認を自分が行ってよいかを確認します**。特に研修医の場合は、上級医とどういう約束になっているか今一度確認するのがよいでしょう。

たとえ夜中であろうと、死亡時は自分が立ち会う、と決めているベテラン医師もいますので、確実な情報がないなら電話をかけ、

「自分が死亡確認をしてもいいですか？」

と一言確認するのがよいでしょう。

当直中に担当でない患者の死亡確認をする際も同じく、当直医が死亡確認を行う方針でよいかどうか、念のためカルテで確認しましょう。長年担当してきた患者の最期は自分が看取りたい、という人もいるからです。

また、死後の病理解剖が検討されているケースもあります。その場合は、死亡確認時に親族に説明が必要です。自分が主治医でない場合で、解剖の可能性があるときは、主治医に確認しましょう。

病室に向かう前の準備

病室に向かう前に、**自分の身なり**が不快感を与えるものでないかどうか、改めて確認します。当直中で髪型が乱れていたら、きっちり整えます。白衣の前ボタンは留めましょう。家族にとっての大切な瞬間に失礼のないよう気を付けてください。

次に、死亡確認に必要な持ちものが準備できているか確認します。必要

なのは、**ペンライト**、**聴診器**、**時計**です。手持ちのものがなければ、病室に入る前に必ず看護師から受け取りましょう。病室に入ってから必要なものがなくて慌てる、ということのないようにしましょう。

時刻の確認には腕時計を使うのが望ましいでしょう。なければ看護師にナースウォッチを借りるなどして必ず準備します。死亡確認の際に、白衣のポケットからスマホを出して時間を確認するのは、（相手の世代によっては）品がないと受け止められるリスクがあります。ベッドサイドモニターには時刻のデジタル表示がありますが、正確でないことも多いため、これを使うのも避けたほうがよいでしょう 。

患者の体に触れるため、感染防御の観点で必要な場合は**手袋**も持っていきましょう。

なお、死亡確認後は死亡診断書の作成が必要になるため、**印鑑とボールペン（手書きなら）**を持参しましょう。

死亡確認の実際

死亡確認は以下の手順で行います。

● 聴診器を当て、心拍停止と呼吸停止を確認

胸に聴診器を当て、心拍と呼吸が停止していることを確認します。人工呼吸管理中の場合は、医師が到着時も人工呼吸器が動いています。まずは**家族に一声かけて人工呼吸器を止めてから聴診器を当て、呼吸停止を確認**します。

実は私が研修医の頃、はじめての死亡確認で緊張のあまり、人工呼吸器を止めないまま聴診器を胸に当てたことがあります。当然、強制的に換気がなされているため呼吸音が聴取でき、その瞬間、はたと自分の過ちに気付いて赤面しました。人工呼吸器が作動したままだと、呼吸停止を確認できません。おもむろに人工呼吸器を止めるよう指示し、再度聴診したのですが、家族から不信感をもたれなかったか、気が気でなかったのを覚えています。

なお、**心拍の停止も聴診上で確認**しましょう。心電図モニターがフラットでも、聴診器を当てて確認します。

- **ペンライトを瞳孔に当て、瞳孔散大と対光反射消失を確認**

患者のまぶたを押し上げて、ペンライトを当てて対光反射を確認します。確認後は、まぶたを戻して目を閉じた状態にします。

- **時刻を確認し、死亡確認を家族に伝える**

以上が確認できたら、時計を見て時刻を確認します。そして家族に対し、

「○時△分、死亡の確認といたします」

と告げます（時刻の宣言はなくても構いません）。その後、立ち会った看護師らとともにご家族に頭を下げます。ここでは特段の感情を込める必要はありません。**プロフェッショナルとして、死亡確認という医学的な手続きが完了した旨を粛々と伝えることが求められます。**

なお、言葉の選び方は医師によってさまざまで、特に決まりはありません。ドラマのように、「ご臨終です」という医師はあまりいない印象ですが、使っても問題はないでしょう（「臨終」は正確には「死に臨む」、すなわち「死の一歩手前」という意味で、厳密には「死」を意味するものではありません）。

死亡確認が終わったら

死亡確認後は、亡くなった患者と家族が過ごす時間になります。医師が余計な言葉をかける必要はありませんが、経過をよく知った患者が相手であれば、

「ご本人もご家族もよく頑張られたと思います、お疲れさまでした」

とお声がけをすることはあります。患者のその後のケア（エンゼルケア）については看護師に任せましょう。続いて、死亡時刻と自分が死亡確認を行った旨をカルテに記載し、死亡診断書の作成に移りましょう。

死亡診断書の書き方をマスターしておこう

みなさんは死亡診断書を書いたことがありますか？

ない、と答える人が多いと思いますが、実は**死亡診断書の作成は臨床研修の到達目標に含まれています。**

「誰にも書き方を学んだことがない！」と思ったかもしれませんが、心配はいりません。厚生労働省から「死亡診断書（死体検案書）記入マニュアル」（https://www.mhlw.go.jp/toukei/manual/）が発行されていて、ホームページから最新版を入手できるからです。わからないことがあればこれを参照すればOKです（実はみなさんのオーベンもそうしているはず）。

しかし、多分にもれず役所の書類というのはわかりにくく、必要な情報がどこに記載されているのか、探すのに苦労することもあります。ここでざっくりと死亡診断書の書き方について注意点を押さえておきましょう。

手書きか電子か

死亡診断書は、手書きの場合と、電子カルテのソフトを用いる場合があります。勤務先の病院がどのような方法を採用しているのか、まずは確認してみましょう。

死亡診断書は、**同じものを2部作成**します。手書きであれば、カーボン紙を挟んで転写すると二度手間にならずに済みます。

書く手順

上級医であっても死亡診断書を書く機会はそれほど多くなく、書く内容は患者によってさまざまなので、毎回迷うポイントが出てきます。基本的な知識は頭に入れたうえで、応用的な知識については「カンペ」を準備しておくことが重要です。オススメは、前述した厚労省のマニュアルをダウンロードし、スマホやタブレットに入れておくことです。

ここからは、間違いやすいポイントを順に見ていきましょう！

● タイトル

死亡診断書を書く場合は、「死体検案書」の文字を二重線で消します。これは「修正」ではありませんので、押印は不要です。

> **Check** 「自らの診療管理下にある患者が、生前に診療していた傷病に関連して死亡したと認める場合」には死亡診断書を、それ以外の場合には死体検案書を交付します。異状を認める場合には、所轄警察署に届け出ますが、その際は捜査機関による検視等の結果も踏まえたうえで、死亡診断書もしくは死体検案書を交付します。

● 死亡時刻

時刻は、夜の12時は「午前0時」、昼の12時は「午後0時」と記載します。「死亡したとき」に死亡確認時刻を書くものと誤解している人がいますが、**正しくは「死亡推定時刻」を書かなければなりません**。確認時刻より前の、推定される死亡時刻を書きましょう。

ただし、救急搬送中の死亡に限り、医療機関で行った死亡確認時刻を記入できる、というルールがあります。

● 死亡場所

「死亡したところ（住所）」と「施設の名称」については、電子カルテであれば自動的に反映されるのが一般的です。ただし、手書きであっても、病院にスタンプが用意されているケースが多く、たいてい自筆しなくてもよいので看護師や事務員に確認しましょう。

● 死亡原因

大学で学んだとは思いますが、終末期の結果としての「心不全」や「呼吸不全」は死因として書いてはいけません。ただし、明らかな病態としての「心不全」「呼吸不全」は記載しても全く問題ありません。心疾患や呼吸器疾患による死亡の場合は、当然死因にこの文言を書かねばならないときがあります。

高齢者の死亡では、特記すべき死亡の原因がない場合は「老衰」と記載できます。老衰から併発した他の病態がある場合は、それを「(ア) 直接死因」に書き、「(イ)(ア) の原因」の欄に「老衰」と書くことも可能です（例：(ア) 誤嚥性肺炎、(イ) 老衰)。

死亡の原因 ◆Ⅰ欄、Ⅱ欄ともに疾患の終末期の状態としての心不全、呼吸不全等は書かないでください ◆Ⅰ欄では、最も死亡に影響を与えた傷病名を医学的因果関係の順番で書いてください ◆Ⅰ欄の傷病名の記載は各欄一つにしてください ただし、欄が不足する場合は（エ）欄に残りを医学的因果関係の順番で書いてください	Ⅰ	(ア) 直接死因	誤嚥性肺炎
		(イ)(ア) の原因	老衰
		(ウ)(イ) の原因	
		(エ)(ウ) の原因	
	Ⅱ	直接には死因に関係しないがⅠ欄の傷病経過に影響を及ぼした傷病名等	
	手術	1無　2有	部位及び主要所見
	解		主要所見

「死亡診断書（死体検案書）」(厚生労働省）を加工して作成
https://www.mhlw.go.jp/toukei/manual/dl/manual_r040225.pdf

がんの場合など、病名に細かく部位を書くことも可能です（例：S状結腸癌)。また、急性、慢性といった区別、細菌名やウイルス名を書くことも可能です（例：MRSA肺炎、慢性C型肝炎)。もし死因が不明の場合は「詳細不明」や「不詳」と書いても構いません。

● 手術について

ここに書けるのは、前述した傷病名と関連のある手術だけです。患者が受けた手術なら何でも書けると誤解しないよう注意しましょう。

● 診断年月日と署名

最後の項目です。死亡診断書の場合は、「検案」を二重線で消します。必ず自筆の署名は必要ですが、押印は不要という決まりになっています。

● 無記入の箇所

記入がない枠に斜線を引く人がいますが、厚労省のマニュアルにも記載はなく、その必要はありません。そのまま空欄にしておいて問題ありません。

Check 毎年厚生労働省が発表する死因の順位は、私たち医師が作成する死亡診断書に基づいて作られています。私たちは、国の大切な統計資料の根幹となる作業を担っていることを認識しておく必要があるでしょう。わからないことがあれば上級医に質問し、あいまいなまま作成を終えることのないよう注意しましょう。

診断書の書き方を簡単に

医師が記載して患者に手渡す文書には、本当に多くの種類のものがあります。

例えば、医療保険や生命保険関連の文書です。患者の多くは、民間の医療保険や生命保険などに加入していますよね。病院で補償の対象となる治療を受けると、患者は保険会社に保険金を請求します。ここで、「患者が何日間、どんな疾患に対し、どんな治療を受けたか」を文書で証明するのは、医師の仕事です。医師の証明によってはじめて、患者は保険の恩恵を受けられます。

また、介護保険に関する文書もあります。患者が要介護の認定を受けようとするとき、患者の身体上、精神上の障害となっている疾病や負傷が存在することを医師は証明しなければなりません。これを「**主治医意見書**」と呼びます。これが、要介護度を認定するうえで、重要な根拠になります。

さらに、患者が訪問看護を受けなければならない場合は、その必要性を医師が示した「**訪問看護指示書**」を記載しなければなりません。この証明を根拠に、在宅看護が実現できます。

生活保護を受けている患者は医療費を自己負担しませんが、そのためには、医師が「**医療要否意見書**」を記載しなければなりません。また、ストーマ用の装具や歩行補助杖などの必要な材料が患者に無償で提供されるためには、「**給付要否意見書**」が必要です。

まだまだ、医師が書かねばならない書類はあります。医療現場に出た途端、医師は否応なしにこうした社会制度の中に放り込まれます。みなさんがこれまで学んできた「医学」は自然科学の学問ですが、**現場で担うべき「医療」は社会的なサービスである、という事実を目の当たりにする**でしょう。

さて、医師が患者から前述のような文書を求められたときは、すみやかに作成しなければなりません。患者が公的なサービスをスムーズに受けられるよう努力するのが医師の責務です。これまで一度も勉強したことがない！ と思った方、心配はいりません。事務員がサポートしてくれるのが一般的です。疑問点があれば相談できますから、書き方がわからず困り果てることはありません。

一方、**研修医でも独力で記載しなければならない可能性があるのが、「診断書」**です。研修医が前線で診療する救急外来でも、患者から「診断書を書いてください」と言われることは、たびたびあるでしょう。「はて…診断書とは？」と面食らってしまわないよう、書き方を覚えておきましょう。

診断書とは？

患者から、職場に提出すべき診断書を求められることはよくあります。医師法では、患者から依頼があったときは診断書の交付を行わなければならないと定められています。患者は、疾病や負傷によって時に勤務に支障をきたします。長期間、仕事を休まなければならないこともあるでしょう。その必要性を文書で証明するのは医師の仕事です。

患者の職場から雛形が用意されている場合は、それに合わせて記載しますが、そうでないときは病院で用意されたフォーマットに従って記載します。

診断書に記載すべきなのは、**病名、症状や医師の意見、療養上の注意点**（あれば）、**療養期間の見込み**です。療養期間は、患者が休職を要する期間を指しますので、特に重要です。どのくらいの期間、職場を離脱するのかについて、職場の管理者は大まかな目安を知っておきたいからです。

診断書

住所　○○県○○市○○○
氏名　○○　○○　様
大 (昭) 平 令　○年○月○日 生

病名　インフルエンザ

○月12日より発熱し、○月13日に当院を受診し、インフルエンザ検査にてインフルエンザA型と診断。
同日、内服治療を開始し○月18日には解熱を認めました。
○月19日より就労可能です。
上の通り診断します。

令和○年○月○日
○○県○○市○○町○丁目○
○○クリニック

医師　○○○○○　(印)

救急外来で比較的多いのは、交通外傷の患者に診断書を求められるケースです。ただし、初診時に診断書を発行することが適切でない場合もあるため、安易に発行しないよう注意しましょう。後に整形外科など適切な専門科を受診し、精査のうえで確定診断を受けてから発行してもらうほうが望ましいケースもあるためです。診断書を求められたケースでは、**二つ返事で了解する前に、必ず上級医に相談**してみましょう。

Check 民間の保険会社が発行した書類（テンプレート）や、診断書の雛形を患者が直接医師に手渡そうとするケースがよくあります。しかし、**医師が直接受け取ってその場で記載してはいけません。**証明書を作成した記録がどこにも残らないためです。

一般的に病院には「文書受付」や「文書窓口」と呼ばれる専門の部署があります。直接記載を求めてきた患者に対しては、「私とあなたの間だけで書類の受け渡しはできないことになっています。文書受付に後ほど提出してください。事務処理を経て私のところに来たら、速やかに記載しますね」と答えましょう！

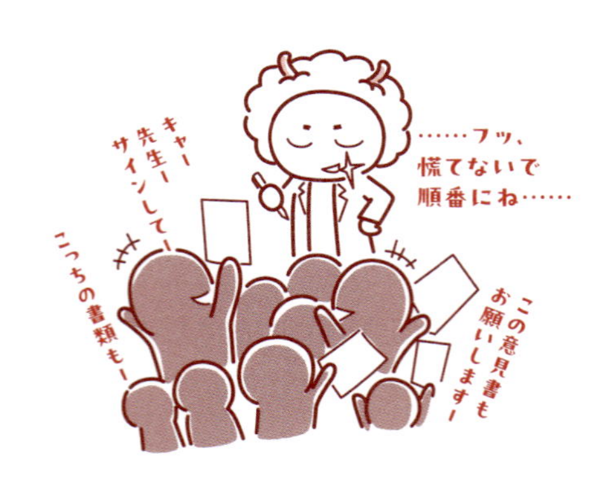
……フッ、
慌てないで
順番にね……
キャー
先生ー
サインしてー
こっちの書類もー
この意見書も
お願いしますー

Column

書類の提出期限は守る

自分の勤務先ではない、別の病院に私が外来通院していたとき、受付で事務員に怒鳴り声を上げている患者がいました。事務員が懸命に事情を説明し、怒りをなだめようとするのですが、患者は聞く耳をもたず、激しい怒りをあらわにしています。

どうやら保険関連の書類作成を依頼していて、期日にもらいにきたのにまだ完成していなかったらしく、そのことに激怒した様子です。事務員は確認のため担当の医師に電話をかけたもののつながらず、途方に暮れているようでした。

患者にとってみれば、わざわざ病院に足を運び、当然もらえると思っていた書類がまだ準備されていないと知ったのですから、憤慨するのも当然のことです。また受付の事務員としても、手元にないものは渡せませんし、その落ち度は自分にありませんから、理不尽に怒鳴られるのは気の毒です。

では、誰が悪いのでしょうか？ そうです、書類作成の期日を守らなかった担当医です。

医師にとって書類作成は、日常診療より優先順位が低くなりがちな業務の一つです。保険関連の書類、診断書、紹介状、主治医意見書、レセプトなど、書類関連の仕事はとにかく多く、なかなか時間のかかる作業です。

しかし、すべての書類には期日があります。医師が期日を守って作成しなければ、患者をはじめ、関係者全員に迷惑がかかります。しかも、期日を守らなかったことで被害を受けた人から、医師は直接クレームを受ける立場にないことも多いでしょう。冒頭のエピソードなどはその典型例です。件の事務員は後日、担当医師に書類作成の依頼をする際、患者さんが怒っていたことは報告するでしょうが、ルーズな医師にとってそうした情報が自分への戒めになるとは思えません。結果として、その怠慢さが気付かないうちに多くの人たちの業務に悪影響を与え、それが是正されないままになってしまうのです。

作成待ちの書類を溜め込む人は必ずいますが、そうなるとますます手を付けるのが億劫になります。書類の作成依頼があったら即座に対処する。この習慣を、必ず早いうちから身に付けておくようにしましょう。

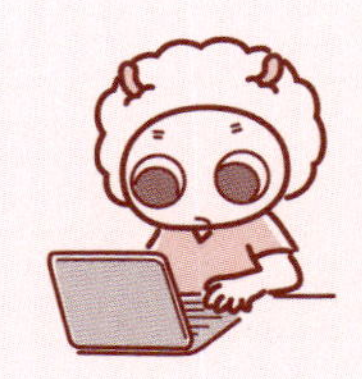

2章

情報収集と プレゼン

日常はインプットの機会に満ちている！

情報収集の心得

みなさんは、本や論文を読んだり、ウェブサイトのテキストや動画コンテンツを見たりして、日々学んでいることと思います。

ですが、

「なかなか覚えられなくて辛い」

「勉強したはずなのにすぐ忘れてしまう」

と悩む人が多いのではないでしょうか？

情報収集を漫然と行うだけでは血肉になりません。**得た情報を利用して、自分も発信する習慣をつけること。**これが大切です。

アウトプットを意識する

「発信」と言ったって何をすればいいのかわからない！ そう思ったでしょうか？ 発信の手段はいくらでもあります。論文を読んで知ったことをSNSやブログに書いてもいいでしょう。研修医同士で勉強会を作り、定期的に発表するのも一手です。もちろん、学会の研修医セッションを利用して学会発表にチャレンジするのもオススメです。

とにかく、「インプット（情報収集）」の一辺倒にせず、「アウトプット（情報発信）」という小さなゴールをいつも設けることが大切です。この習慣ができると、今度は、アウトプットすることを想定してインプットを行うようになります。例えば、「この論文、とても面白いから今度の抄読会で使おう！」と思えたら、論文を読み解くクオリティが上がります。「アウトプットを前提としたインプット」だと、記憶に定着する効率がぐんと上がるのです。

私も、論文を読んだり学会に参加したりして知識を得たときは、同時に「自分なら同じテーマでどんな発表をしようか」を考え始めます。インターネットやSNSで発言力のある医師やオピニオンリーダーの発信に心を動かされたら、次は「自分ならこのテーマでどんな発信ができるか」を考えるようにしています。

日常のインプットからアウトプットに

「アウトプットを前提としたインプット」が習慣化すると、これまで「インプット」だと認識すらしていなかったことも、実はインプットとして扱えることに気付けます。みなさんの日々の診療も、**すべてがインプットの機会に満ちています**。特に意識せず通り過ぎるような症例経験が、重要なインプットになることがあるのです。

とはいえ、具体例がないとわかりにくいですよね。ここで少し私の体験談を書いてみましょう。

私が初期研修医の頃によく経験した消化器疾患に、下部消化管穿孔がありました。外科救急疾患のなかでは、最もcriticalな病気ですね。下部消化管穿孔では、腸管内のグラム陰性桿菌や嫌気性菌による汎発性腹膜炎から容易に菌血症をきたします。たとえ手術が行われても救命できないケースは少なくない一方、術後にスムーズに回復し、社会復帰できる人もいます。

何が違うのだろう？ この疑問を突き詰めて論文や学会発表してみようかな？

アウトプットを習慣化していると、何気ない日々の診療が、ふとした疑問に気付く貴重なインプットになります。

そこで私は、勤務先で手術が行われた下部消化管穿孔症例を集めて解析してみることにしました。得られた結果はこうです。

- 来院時の低血圧と高齢の2つは独立予後不良因子である
- 原疾患の良性、悪性の別は短期的な予後に影響を与えない

さっそく、これを論文としてアウトプットしました[1)]。

まだまだ疑問はありました。たとえ救命できても、術後によく起こる合併症があります。それが、創部の感染です。手術中に腹壁が腹水に汚染される下部消化管穿孔では、術後によく創部がひどい感染を起こすのです。ところが不思議なことに、腹腔内の汚染が比較的軽い患者でも創部感染は起こる一方、汚染が強くても創部感染を生じない患者もいます。

一体何が違うのだろうか？

それがわかれば、創部感染の発生を減らせるかもしれません。今度は創部感染のリスク因子について解析してみたところ、「人工肛門造設」が独立した因子として抽出されました。人工肛門そのものが、創部感染の直接的な原因になりうることがわかったのです[2)]。

それなら、人工肛門からの排泄物が創部を汚染し、これが創部感染を起こしているのではないだろうか？ 術中ではなく"術後の"創部汚染を防ぐことができれば、創部感染は減るのではないだろうか？

今度はそんな疑問が生まれました。

そこで私は、術後の創部に、ゲル状の密封性ドレッシング材を使用することにしました。すると、創部感染の発生件数と術後在院日数は見事に減少し、これも論文として報告できました[3)]。

実は、この一連のプロセスそのものを、今まさに私は本書を通してアウトプットしています。これができるのも、日頃からアウトプットを前提にインプットを続けてきたからです。もちろん、みなさんにとって「論文でのアウトプット」はまだハードルが高いと思います。最初は、SNSでもいいし、後輩にレクチャーしてもいいでしょう。少しのアウトプットを意識するだけで、**日常のインプットは鮮やかな色を放つようになります**。

そして、1つのアウトプットが次のアウトプットのきっかけになり、アウトプットのためにインプットを探すようになります。この行動が、きっ

とみなさんのインプットの質を高めてくれるはずです。

参考文献

1) Yamamoto T, et al：Prediction of mortality in patients with colorectal perforation based on routinely available parameters: a retrospective study. World J Emerg Surg, 10：24, 2015
2) Yamamoto T, et al：Do the Severity of Peritonitis and Stoma Creation Influence the Occurrence of Incisional Surgical Site Infections in Patients With Colorectal Perforation? Int Surg, 104：338-343, 2019
3) Yamamoto T, et al：The preventive surgical site infection bundle in patients with colorectal perforation. BMC Surg, 15：128, 2015

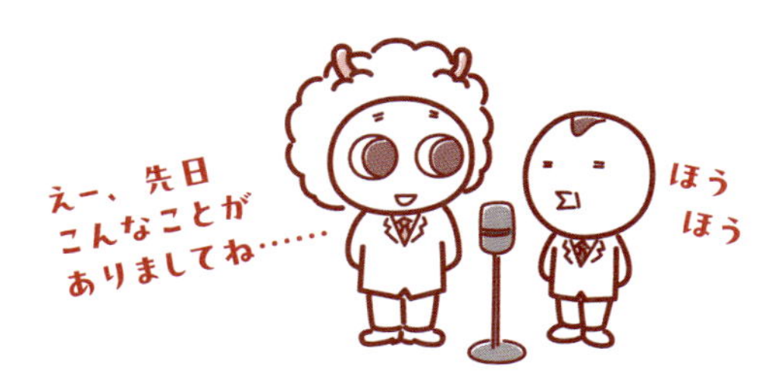

えー、先日
こんなことが
ありましてね……
ほう
ほう

Column

“see one, do one, teach one”

私が医師5年目の頃、自ら志願して、病棟看護師向け勉強会を作りました。毎月1回30分、病棟看護師向けにスライドを使って講義するのです。1年かけて、10回ほど開催し、毎度20人近くの看護師が参加してくれました。

病棟看護師は、治療内容に疑問をもっても、医師には聞きづらいだろうと思っていました。日頃忙しそうにしている医師に、質問を投げかけるのもなかなか億劫でしょうし、なかには「後にしてくれ」とぞんざいに対応する医師もいるかもしれません。

しかし、看護師と知識の共有がしっかりできれば、患者のアウトカムは確実に良くなります。看護師にとって話しやすい若手の自分が講義することで、きっと役に立てるだろうと考えたのです。

実は勉強会を企画した狙いは、もう一つありました。研修医1年目の頃、先輩医師から教えてもらった「see one, do one, teach one」という言葉が印象に残っていたのです。日本語に訳すなら「見て、やって、教えなさい」となるでしょうか。

技術や知識の向上のためには、まず、先輩の動きをじっくり見る、観察することが大切です。研修医の頃は、何でも自分でやってみたい、と思うのが常ですが、そのラーニングカーブの初速は「いかに良いものを見てきたか」に依存します。「やる」前に「見る」のが大切なのです。

しっかり「見て」から、今度は自分でやってみます。すると「何ができないか」がクリアに可視化されるでしょう。

続いて大切なのが、誰かに「教える」ことです。自分ではわかっているつもりのことでも、他人に教えようと思った途端、理解が不十分であったことに気付かされる場面が多々あります。教えることで、さらに技術や知識は定着するのです。

重要なのは、「see one, do one, teach one」のサイクルをくり返すことです。自らやってみて、後輩に教えた後、再び「見る」フェーズに戻ってくると、今度は「見る」ことのクオリティが格段に上がっているのを実感します。「何を見るべきか」がわかってから「見る」ことになるからです。

さて、話を戻すと、私自身、看護師向け勉強会で講義スライドを作ろうとしたとき、理解が不十分な箇所や、再び学び直しが必要な箇所が多くあることに気付きました。また、勉強会で看護師から質問を受け、それに答えようとすることで、知識の不足を認識できたのです。

みなさんも「see one, do one, teach one」の精神を忘れず、謙虚な姿勢で「学び」のサイクルを回していきましょう。

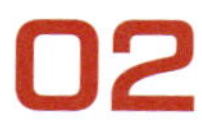

論文をザックリ理解する方法

精読を目指さない読み方

みなさんは今、「論文をたった1本読むのも一苦労！」という段階だと思います。「こんなものを毎日読むなど絶対無理！」私も研修医の頃はそう思っていました。一方で、周囲の先輩たちは抄読会で論文を読んで堂々と発表したりしています。自分にこんなことができるのだろうか…。最初は不安で仕方がなかったものです。

ですが、心配はいりません。

臨床研修を終えると、自分の専門分野への関心をもてるようになります。「知りたい」という気持ちで、論文を読むことになるわけです。例えば、新聞を5紙購読している人は、きっと毎日義務感で新聞を読んでいるわけではありませんよね。おそらく最新の情報を複数の異なる視点で集めたい、という興味、好奇心が根底にあるのでしょう。

さて、ここで改めて研修医の立場を考えると、

- 抄読会の担当で（無理に選んだ）論文を読む
- 上級医から「この論文を読みなさい」と指示されて義務感で読む
- 上級医から「学会発表しなさい」と指示を受けたテーマの論文を（無理に）読む

といった場面がほとんどではないでしょうか？ 興味があって読むわけではない以上、「論文を読むのが辛い」と思ってしまうのも自然なことです。

研修医のうちに論文に慣れておくことは大切

辛いとはいえ、研修医の頃に論文の読解に慣れておくことはやっぱり大

切です。みなさんが臨床研修を終えて専門性をもったとき、必要に迫られて論文を読むようになるからです。論文を読んで情報をキャッチアップしないと診療に支障をきたす、となると、ある程度は読まざるを得ませんよね。

ただし、研修医の頃と専門の診療科に進んでからとでは、求められる「読解の質」は違います。あくまで研修医の頃は「練習」です。自分の専門性がない頃に、あらゆる分野の論文を読むのですから、**「研修医なりの読み方」でOK**なのです。私も、詳しくない分野の論文を精読せよと言われたら今でも苦労します。

少し気持ちが軽くなってきましたか？

すべて理解できなくてもOK！

今はまだ、論文を１本すべて理解するのは不可能だと思ってください。

まず、論文の主な読者は、実地での経験と知識が十分にある人です。ですから、臨床経験が不十分なビギナーでもわかるようには書かれていません。論文は教科書ではないからです。

また、そもそも多くの論文は、その分野を専門とする人が主な読者として想定されています。例えば、「乳癌の化学療法」に関する論文なら、読者の大半は最近の化学療法のトレンドを知っていて、実際に乳癌治療に携わっています。論文にあえて書かれてはいない背景知識をもっているからこそ、論文を隅々まで理解できるのです。

研修医の頃は、そのレベルは求められていませんので、隅々まで理解できなくて当たり前です。**ザックリと「何が言いたいか」が把握できれば十分**なのです。

では、具体的にどんなふうに読めばいいでしょうか？

ビギナーは論文をどんなふうに読むべき？

論文の読み方に正解はありませんが、論文の構造には決まった型があります。ここでは、みなさんが抄読会で選ぶことの多い原著論文（original article）に絞り、あえて難しい言葉を使わずに説明します。

①Abstractはしっかり理解しよう

まずは、Abstractをしっかり読みましょう。Abstractとは、論文の冒頭にある「要約」です。どんな論文でも無料で読めるので、専門外の人でもわかりやすく書かれていることが一般的です。

ここを丁寧に読むことで、「どんな論文か」がおおむね頭に入ります。特に、Conclusion（結論）に、筆者の最も言いたいことが書かれています。まずここから読んでもOKです。

Abstractを読んだら、次に本文に移ります。原著論文は一般的にIMRADと呼ばれる構造でできています。IMRADとは、導入（Introduction)、方法（Method)、結果と考察（Result and Discussion）の略ですね。

それぞれどんなことを書く場所なのか、ざっくりと知っておきましょう。

②Introductionで論文の背景を知ろう

Introductionは、その名の通り「導入」です。Introductionには、

❶「すでに知られていること（known)」
❷「まだ知られていないこと（unknown)」
❸「著者が考えている課題と目的」

が書かれています。

一例をざっくりと書いてみましょう。

❶長期絶食が必要な患者において、栄養状態の維持のため中心静脈栄養が有効だとする報告が多数ある
❷しかし、超高齢者に対して中心静脈栄養が安全かつ有効かどうかについては、これまで報告が限られている
❸高齢化が進行する現代社会において、ますます増加する低栄養の超高齢者に対し、中心静脈栄養の安全性や有効性は検証されなければならない

すべてを理解できなくても、このような「主要コンテンツ」だけ掴むことができればOKです。

③Methodで対象と方法を知ろう

Methodで語られる重要なポイントの一つが、**研究デザイン**です。

例えば、

- Aという薬を使用した群と、しなかった群のアウトカムを比較する研究
- Bという手術を受けた患者の合併症リスク因子を探索する研究

といった具合です。どんなデザインで研究されたのか、その全体像を掴みましょう。

そして、どんな患者が**研究の対象**となったのかを把握します。「○年から○年までに○○の施設で入院治療を受けた肺血栓塞栓症の患者」など、「どんな人が対象となった研究なのか」が研究の土台になります。

続いて、「何を知りたいのか」「何を評価したのか」といった「**アウトカム**」を読み解きます。論文では、Primary Outcome（主要アウトカム）、Secondary Outcome（副次アウトカム）といった表現で書かれることが多いので、そこをチェックしてみましょう。

Methodの最後に、統計解析の手法が説明されるのが一般的ですが、ここは最初は読み飛ばしても構わない、と私は思います。もちろん、そのうち理解できるようになる必要はあるのですが、優先順位としては後回しでしょう。すべてを「ベタ読み」しようとすると、必ず息切れします。まずはポイントを絞って読んでいきましょう。

④ ResultでMethodに対応する結果を知ろう

Resultのセクションでは、前述のMethodで行われた解析の結果が書かれています。オススメは、まずTable（表）とFigure（図）に目を通すことです。

論文の著者は、数ある結果のなかから特に大事な項目や、読者に知ってほしいと考えたことをTableやFigureにして表現します。各Figureには一つひとつ説明文（Legendと言います）が付いています。これを読みながらFigureを見て、その論文の「主要な結果」を読み解きましょう。

「TableやFigureがわかりにくい！」と感じたときは、本文に戻ります。「戻り方」のコツは、本文中にあるTableやFigureの説明を探すことです。例えば、Figure 2がわかりにくいと思ったら、本文中にFigure 2という言葉を探します。

> "As shown in **Figure 2**, there was a significant difference in OS between two groups."

などの文を見つけたら、そのあたりが知りたいエリアです。すべてのTable、Figureに対応して、詳しい説明が本文中に"必ず"あります。なぜなら、「すべてのTableとFigureについて本文中で言及すること」というのが、一般的にジャーナルが定める「論文執筆のルール」だからです。

ここでのポイントは、**MethodとResultは、たいてい文章構造がシンプル**だということです。書き方に著者のオリジナリティを出しにくいため、最も慣れやすい箇所だと思ってください。

⑤ Discussionで著者の主張を知ろう

Discussionでは、まず「結果のまとめ」が書かれ、それに対する著者の解釈や、過去に行われた研究との比較、最後にLimitation（その研究の限界）が書かれるのが一般的です。たいてい冒頭に書かれる「結果のまとめ」は、その論文の**概要を知る重要な箇所**です。そのつもりで読むと論文への理解が深まります。

また、**著者が何を主張したいのか**をDiscussionから読み解きましょう。「同じような結果の文献が過去にもたくさんあります」だけでは、その論文が書かれた意味がありませんよね。ですから著者は、自身の論文の「何が強みなのか」について、きっと言及しているはずです。

Discussionは、研修医にとっては理解が難しくて当然です。前述した通り、論文の主な読者である専門家は背景知識がそれなりにある人たちばかりです。Discussionで紹介される過去の文献も、すでに熟知したものだったりします。研修医からそのレベルに到達する必要は全くありませんよね。ですから、**概要をザックリ掴めたらOK**です。最初から完璧を求めてはいけません。臨床研究については、今後ゆっくり成書で学んでいけばいいのです。

ちなみに私は消化器外科医なので、日常的に読む論文のほとんどが消化器関連の論文ですし、特に専門分野の大腸癌の論文は多く読みます。おそらく、専門性をもつと、多くの医師がこのようになっていくはずです。

となると断然、楽になると思いませんか？ 何でも浅く広く、generalに学ばなければならない研修医の頃が実は一番大変なのですね。

詳しく知りたい人にオススメの書籍

- **「僕らはまだ、臨床研究論文の本当の読み方を知らない。」**（後藤匡啓/著，長谷川耕平/監）、羊土社、2021
  →臨床研究や論文関連の教科書はたくさんありますが、私の中ではこれがベストオブベスト！ です。

抄読会を乗り切る術

「抄読会」という言葉は医療の世界でしか使われることがなく、広辞苑にも載っていない不思議な言葉です。スマホやPCで「しょうどくかい」と打ち込んでも変換できず、面倒な思いをしたことがある人も多いでしょう。「抄」という漢字には、「難しい語句などを抜き出して注釈を付けること」という意味があります。したがって「抄読」は、「難しい内容の論文をわかりやすく解説を付けながら読むこと」という意味で理解されています。

一般的には、病院や研究室内のメンバーで、週に1回などの頻度で担当者が1本論文を選び、その内容を他のメンバーにわかりやすく説明する勉強会を「抄読会」と呼びます。一定の頻度で自分に発表の番が回ってきて、その都度論文を選んで発表するのです。ローテート中の研修医がこれを任されるケースも多く、**研修医にとって一つの関門**にもなっています。

- どんな論文を選べばいいのか
- どうやってまとめればいいのか
- どんな順番で発表すればいいのか

右も左もわからないうちから、いきなり抄読会を担当させられるのは、なかなかストレスでしょう。

抄読会をどうやって乗り切ればいいのでしょうか？ コツをまとめておきましょう。

メンバーの興味を引くテーマを探す

医師は、自分の好きな分野に並々ならぬ関心を示す人が多くいます。抄読会を習慣的に行うような施設なら、なおさらそうでしょう。抄読会ではぜひ、メンバーの琴線に触れるような、興味のスイッチを押すような内容の論文を選びましょう。**「興味のある医師たちが次々に発言して勝手に盛り上がる」という状況を作り出せたら勝ち**です。心理的にも大いに楽ですからね。

これは論文のチョイスによって決まる部分が大きく、プレゼン力に依存するものではありません。みんなが夢中になるような論文を選べるかどうかが重要なのです。もちろん、「五大医学雑誌」(The Lancet、New England Journal of Medicine、JAMA、BMJ、Annals of Internal Medicine) に代表されるハイインパクトジャーナルから選ぶのは無難な手ですが、インパクトファクターがそれほど高くはない、専門性の高い雑誌にも専門家たちが大いに興味を示す文献がたくさんあります。

では、どうやってそんな論文を探せばいいのでしょうか?

鮮度の高い話題は何かを聞いてみよう

まずは、みんなが関心の高い分野が何かを先輩に尋ねてみるのが先決です。ここで、

「今度抄読会の担当が当たっているのですが、どんな論文がいいですか?」

と何の準備もなく質問を投げかけるのはNGです。先輩としても、研修医がどんな分野に興味があるのかを知りませんし、何を勧めればモチベーションを刺激できるのかがわかりません。そこでまず、自分が少しでも興味のある分野を選び、そのうえで「どんなトピックならみなさんが関心をもつでしょうか?」と問うのがオススメです。

例えば、

「私はいま腸閉塞の患者さんを担当していますが、このテーマで論文を選ぶとしたら、どんなものが興味をもたれるでしょうか？」

といった形で尋ねてみます。これに対して、「人工肛門を造設して化学療法を行う治療の効果を調べた研究が今話題だよ」とか、「ステント留置して腸閉塞の解除を行った症例の長期予後を調べた論文はあるか調べてみたらどうかな」といった助言が得られれば、これが大きなヒントになります。何を選べばいいか皆目検討がつかない段階から大きく前進できますよね。

ですが、こんなふうに具体的な提案をしてもらえないケースもあるかもしれません。

「そんなものは自分で考えてみなさい」

などと言われてしまったらどうすればいいでしょうか？

商業誌にヒントを求める

先輩医師から助言が得られなければ、次にヒントを求めやすいのが商業誌です。書店に行くと、さまざまな医学書出版社から出ている月刊の医学雑誌に出合えます。例えば私の領域だと、「臨床外科」（医学書院）、「消化器外科」（へるす出版）、「手術」（金原出版）などが有名です。これらの雑誌は、査読を経た論文を掲載する「ふつうの医学雑誌」（学会誌など）とは異なり、編集者が複数の医師に執筆を依頼して集めた原稿で構成されています。

商業誌は、書店に売っているファッション誌と同じく、「今話題のトピック」で構成されています。たいてい執筆者はその道のエキスパートなのです。依頼を受けた著者たちは、新鮮で重要な文献を集め、これをまとめています。これを見ると、まさに今みんなが関心を示しそうな論文を見つけられます。ついでに、エキスパートが論文をどう考察したか、までわかりますから一石二鳥です。これを参考にして、抄読会で「この解析では、この因子を追加したほうがいいように思いました」などと、一人前のコメントをしたって構わないのです。

ただし、こうした雑誌では、古くから引用され続けている重要な論文が紹介されることも多々あるので、発行年には注意しましょう。できれば、最新（1～2年以内）が理想的です。旬ではない、古くて有名な論文は抄読会には不向きです。

SNSにヒントを求める

特にXでは、欧米の学術雑誌の公式アカウントがたくさんあります。これをフォローしておくと、最新の論文を知ることができます。

ポイントは、**論文に関する投稿の引用リポストやリプライを見ること**です。医師アカウントが論文に関して感想を述べたり解説したりしていて、これが貴重な情報になるからです。また、その医師が「いつも新しい論文についてあれこれ語っているアカウント」であれば大チャンス。フォローしておけば今後の抄読会のネタ探しにも使えます。

Xでは、多くの欧米の医師が実名顔出しで情報発信していますので、学術情報のチェックに有効活用させてもらいましょう！

自力で論文を選んだら

自力で論文を選んだときは、精読する前に念のため、
「この論文を選ぼうと思いますが、いかがでしょうか？」
と先輩医師に確認しておくと安心です。話題の論文ですから、すでに抄読会で選ばれたことがあるかもしれません。そんな事実が、よもや抄読会の前日にわかったりしたら大変ですよね。

なお、最初はoriginal article（原著）を選びましょう。前項第2章-2で述べた通り、original articleは構造が定型的でわかりやすく、その名の通り「オリジナルな新しい知見」を紹介しているため、抄読会に向いています。

発表の手順

抄読会では、論文の内容を手短にまとめる必要があります。論文の内容を冒頭からすべて説明するのは禁物。「それなら自分で読んだほうが早い」と思われてしまうからです。

発表の手順を説明しましょう。

● まずは概要の紹介

まずは、タイトルと著者（authors）、所属機関（affiliations）の話から始めます。研修医からみれば大した関心をもてない「著者名」と「機関名」ですが、実はかなり大切です。「○○大学の研究」「△△という臨床研究グループの研究」など、よく知られたものは、それだけで聴衆の関心を引くからです。「○○先生は私が留学したときお世話になったボスで…」などと聴衆の誰かが語り始めたら儲けもの。これが一つのアイスブレイキングになって緊張が解けます。

その後は内容に入りますが、まずはAbstractを紹介しましょう。Abstractはメインテキストの要約ですから、論文の概要をシンプルに伝えることができます。すでに要約されているので、書かれた内容をそのまま日本語に訳して構いません。

● メインテキストの説明

次にメインテキストに入ります。すでに解説した通り、original articleの構造は一般にIMRAD、つまり、導入（Introduction）、方法（Method）、結果と考察（Result and Discussion）です。

まず「**Introduction**」は、本題に入る前の「地ならし」、「土台作り」です。その研究がなぜ行われたのかが聴衆にわかるよう、大事な情報のみ拾い上げて解説しましょう。

「**Method**」では、研究デザイン、研究の方法、アウトカムが書かれているのでしたね。これを順に解説しましょう。特に、どんな患者群が対象となった研究なのか、はとても大切です。例えば、院内で起こる肺炎を対象とした研究であっても、

- 集中治療室で気管挿管されている患者に生じる肺炎
- 整形外科手術を受けた患者に起きる術後合併症としての肺炎
- 終末期のがん患者に生じる肺炎

では、対象が全く異なりますよね。

続いて「**Result**」を解説しますが、その際のオススメは、TableとFigureを順に追いかける方法です。

「まずTable 1ですが……○○についてまとめられています」
「続いてFigure 1では、○○と△△がカプランマイヤー曲線で比較されています」

というように順に説明していけば、聴衆はその順に視線を運ぶため、理解がしやすくなります。TableやFigureになっていない結果は、論文における大事なデータではないことも多く、時間の限られた抄読会では端折ってしまうのも手です。

「**Discussion**」は一般的に最も多くの文字数を割くパートですが、抄読会において最も長い時間を割くべきパートとは限りません。研究結果に対する著者らの主張を抜粋して紹介しましょう。なお、Discussionの最後で語られるLimitationは重要なパートです。著者は、その論文で新たな知見を自信をもって報告しているわけですが、その一方で「自分たちの弱点、研究手法の限界も認識していること」をきちんと表明します。

- 対象患者が少ない研究であり、さらなる症例集積が必要である
- この研究では考慮できていない未知の交絡因子がある可能性がある
- 単施設後ろ向きの研究結果であり、将来的には多施設で前向きに検証すべきである

など、さまざまな問題が列挙してあるため、これらを簡潔に説明しましょう。

● よくある質問

抄読会でよく質問されるのは、

- なぜこの論文を選んだのか？
- この論文を読んでどう思ったか？

です。

論文を選んだ理由については、問われる前に冒頭で語ってもよいと思います。「最近○○の患者さんを担当して、△△の治療に関心をもった」など、こじつけでも構いません。指導する立場としては、研修医が自身の体験から関心を抱いてくれた、と思うだけで報われるからです。論文を読んだ感想は、問われたら答えられるようにしておきましょう。簡単でも構わないので、自分の言葉で伝えられるとよいでしょう。

Check 私の研修医時代、救急部の抄読会は、月に1回飲食店を貸し切って食事をしながら楽しく発表する、堅苦しくない形式でした。毎月研修医が4人、スライドを作って大勢の前で発表するのです。他院からも参加者を募っていて、新しい人間関係が築けることもありました。こんなふうに抄読会が楽しいものになるよう努めるのも、私たち上級医の仕事だと思っています。

医学情報収集のための一歩進んだテクニック

第2章-2を読んで、

「研修医向けの論文の読み方はわかったけれど、そもそも読むべき論文をどうやって見つければいいかわからない」

と思った人がいるかもしれません。また、抄読会に向けて自力で論文を探すことになるかもしれません。誰かに「無理に」読まされるのではなく、自分で目的に叶う論文を見つけたい、あるいは、論文以外の方法でも必要な医学情報を収集したい、と考えた人もいるでしょう。なかには、すでに志望科が決まっていて、「この領域の論文を読んでおきたい」という特定の希望がある人もいるかもしれません。

入門ステージを超えたその先として、論文やそれ以外も含めて広い範囲で、どんなふうに情報収集すればいいかをまとめてみましょう。

ToCアラートで最新情報を手に入れる

新しい論文から情報収集したいときに便利なのが、ToCアラートです。ToCは“Table of Contents”の略で、「目次」という意味です。雑誌のサイトにあるToCアラートにメールアドレスを登録しておくと、**最新号が出たタイミングでメールが送られてきます**。自分の関心のある領域の最新の文献に、いち早く目を通すことができる便利な機能です。もちろん、トップジャーナルの最新情報は領域を問わず知っておきたい、という意識の高い先生にもオススメの方法です。

ほとんどの医学雑誌には、この機能が搭載されています。各雑誌の公式サイトに行ってメールアドレスを登録するだけですから簡単です。すでに志望科が決まっている人なら、その領域のメジャーなジャーナルをToCアラートに入れておくとよいでしょう。定期的に各雑誌のサイトを訪問する手もありますが、経験上これはなかなか長続きしません。リマインドがないと、忙しい日常のなかでうっかり忘れてしまうのです。ToCアラートなら、メールで目次が送られてきますから、毎回のメールチェックの際に必ず目を通す習慣を作れます。

もちろん、ToCアラートで送られてきた論文を全部読む必要まではないでしょう。タイトルをざっと見て関心のあるものをクリック→Abstractを読み、それで満足して終わり、としても別に構わないのです。Abstractだけでは物足りない、もっと詳しく知りたい、FigureやTableをきちんと見たい、そう思ったときは全文を閲覧すればよいでしょう。

PubMedを活用する

学会発表や論文執筆などを目的に、自ら必要な情報を取りに行く場合に必ず使うのがPubMedです。無料で使用できる、学術論文の検索サイトですね。検索窓にキーワードを入れるだけで論文を探せますので、誰でも簡単に使えます。

PubMedにはさまざまな機能が搭載されていて、**いくつかのコツを身に付けておくと、効率よく論文を探せます**。ここで「PubMedの使い方」のすべてを語り尽くすことはできませんが、最低限知っておくと便利な機能をいくつか簡単に紹介しておきましょう！

● フィルター

好みの論文を探そうとキーワードを入れて検索すると、大量の論文がヒットし、どれを選べばいいのかわからない、と右往左往してしまう人が多いでしょう。そこで使いたいのが、絞り込み機能、すなわち「フィルター」です。

フィルターは、検索結果の左サイドバーにあります。例えば、

- フルテキストが入手可能なもの
- ランダム化比較試験
- 5年以内に出版されたもの

という3つの条件を加えるだけでも、しっかりとお望みのリストに絞り込むことができます。さらに他の条件で絞り込みたいときは、サイドバーの下のほうにある「**Additional filters**」をクリックしましょう。他にもたくさんの選択肢から絞り込み条件を選べます。

TEXT AVAILABILITY
☐ Abstract
☐ Free full text
☐ Full text
ARTICLE ATTRIBUTE
☐ Associated data
ARTICLE TYPE
☐ Books and Documents
☐ Clinical Trial
☐ Meta-Analysis
☐ Randomized Controlled Trial
☐ Review
☐ Systematic Review
PUBLICATION DATE
○ 1 year
○ 5 years
○ 10 years
○ Custom Range
Additional filters
Reset all filters

● Similar articles

検索結果から1つ論文を選ぶとAbstractが表示されますが、その下に「Similar articles」というセクションが現れます。当該論文と同じテーマの論文が並び、複数の関連論文を効率よく閲覧できます。一つひとつ検索結果に戻るより、「Similar articles」から次の論文を読んでいくほうが、目的にかなう論文を見つけやすい場合もありますので、活用してみましょう。

● タグを使う

複合ワードで検索したいときは、「AND（かつ）」、「OR（または）」のタグでキーワードを繋ぐことができます（いずれも大文字）。また、タイトルに特定のキーワードを含む論文を検索したいときは、「ti」のタグを使います。「urinary infection [ti]」といった具合ですね。

また、ダブルクォーテーションマーク「“”」は、完全一致のキーワードで探したいときに用います。「“Neoadjuvant chemoradiotherapy”」と検索すると、この2単語がこの順で並んだものだけを抽出できます。

なお、現時点での私のオススメは、**ChatGPTに検索式を書いてもらう**ことです。例えばChatGPTに、

「70歳以上の患者の誤嚥性肺炎に関する論文を探す場合の検索式を教えて

ください」

と聞いてみると、

("aspiration pneumonia" OR "aspiration pneumonitis") AND (elderly OR "70 years old" OR "70 years and older")

という検索式を作ってくれます。もちろん質の高い網羅的検索のためには、もっとプロンプトを工夫する必要がありますが、サクッと論文を探したいというときなら便利な方法です。

● PubMed Impact Factor

Google Chromeで使えるアドオン「Pubmed Impact Factor」はとても便利です。この拡張機能をオンにしておけば、**PubMedの検索結果のJournal名の後ろにインパクトファクターが表示されます**。インパクトファクターが高ければ良い論文、とは限りませんが、あまりにも低いもの(1未満)や、インパクトファクターがないものは、それなりに「ツッコミどころ」が多いことも多いため、一つの目安にはなります(実は私の論文にもインパクトファクター1未満のものがあるので自分のことは棚に上げて書いています!)。なお、Google Chromeの環境設定でインパクトファクターの下限を設定してフィルタリングもできます。私自身はずいぶん昔からこの機能を使い続けてきたため、これなしでは文献検索がかなり不便に感じます。

Googleも使える!

Googleの検索機能は、もはや世界では唯一無二と言ってもいいくらい凄まじいレベルに達しています。200以上のアルゴリズムに基づいて検索結果(SERPs:Search Engine Result Pagesと呼びます)を表示しています(詳細をGoogleは公表していませんが)。当然ながら論文検索においても、Googleは力を発揮します。ここではGoogleでの情報収集を3つ紹介しましょう!

● 画像検索

知りたいキーワードを入力し、画像検索することで、**論文をFigureから検索**できます。目的にかなうFigureから好みの論文に行き着けるのです。基礎論文を探すときは特に有効ですが、臨床論文でも、重要なカプランマイヤー曲線から望みの論文を発見できることがあります。

● 検索キーワードに味付けするテク

検索キーワードに「PubMed」という文言を加えて検索する手法があります。例えば、"Neoadjuvant chemoradiotherapy　PubMed"と検索することで、**PubMedのページをGoogleで検索**することができます。Googleの検索力は"世界最強"ですから、慣れないうちはPubMed内で検索するよりGoogleを介して検索するほうが、より良い結果が得られることもあります。

また、検索キーワードに「or.jp」を加えることで、**学術団体や公的機関のページのみに検索結果を絞る**ことができます。多くの海外学会や医療機関などの非営利団体が、非常にわかりやすい情報集を作ってくれています。論文のような「一次情報」だけでなく、こうした「二次情報」に当たるのも、効率的な情報収集のためにオススメです。

日本語での情報検索でも、この「味付け」は有効です。「脳腫瘍　or.jp」といった具合ですね。また、キーワードに「学会」を加える方法もあります。例えば、「尿路感染　学会」といった具合です。学会が公式サイトに掲載している情報を検索する方法として覚えておくとよいでしょう。私もよくこの手法で検索しています。

● Google Scholarを使う

Google Scholarは、Googleが提供する学術用途に特化した検索ツールで、PubMedと似た使い方ができます。ただし、論文検索を行ううえではPubMedのほうが使いやすいため、PubMedで望みの論文が見つからないときの次善の策としてもっておくとよいでしょう。なお、Google Scholarはむしろ自身が論文のAuthorになったときに有効活用できますが、これについては第4章-1で解説します。

UpToDateも活用しよう

すでに学生時代に使ったことのある人も多いと思いますが、UpToDateも便利な二次情報です。ただし、これまで書いてきたツールとは異なり、無料のサイトではありません。個人で契約するには高額すぎるため、一般的には施設がお金を払って契約している場合に利用するツールです。疾患ごと、症候ごとに、世界中の論文をまとめたレビューを読むことができ、特定のテーマでざっくり情報収集したいときに便利です。

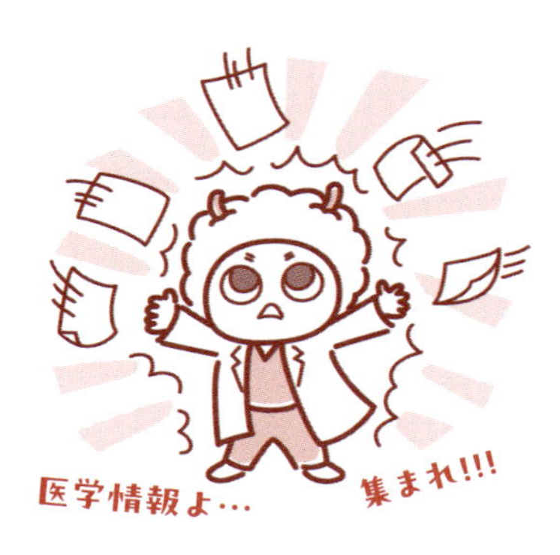

Column

知っておきたい検診のデメリット

もし患者から、「がんを早期発見したいので、全身のCTを撮ってください」と頼まれたら、あなたはどう答えますか？

患者には特に症状はなく、検査を受けたい理由は「がんが怖いから」というものです。

治療中の病気とは無関係な検査を行うわけにはいきませんから、
「検診を目的とした検査は保険診療ではできません」
が一般的な答えですが、これでは少し不十分であることを知っておきましょう。できれば、検診のデメリットも伝えておきたいからです。

検診のデメリットとは何でしょうか？

その代表的なものが「偽陽性」の問題です。「偽陽性」とは、本当は病気ではないのに病気（の疑いがある）と診断されてしまうことです。

例として、以下のようなストーリーを想像してみましょう。

何げなく行った腹部CTで膵臓に小さな結節が見つかります。「年齢的には良性の可能性が高いものの、悪性の可能性も否定できない」という所見です。患者の立場としては、「もし悪性腫瘍なら…」と思うと看過できず、精査を希望します。腹部エコー、MRCP、場合によっては超音波内視鏡で生検などを受けますが、確定診断に至らない。最終的には、手術で膵臓を切除することになります。病理検査の結果、良性との診断を手にしました。

一件落着、でしょうか。患者は「がんではなかった」と安堵するものの、内心、複雑な心境でしょう。患者は精査のために何度も病院に通い、リスクの高い手術を受け、さらには「がんかもしれない」という不安を感じ続けました。これは、検診を受けさえしなければ生じなかったものです。

もちろん、結果として悪性で「手術を受けてよかった」と思える可能性もありますが、空振りに終わる可能性もある。検診とはそういうものです。また、検査前確率が低ければ低いほど、空振りの可能性は上がります。

医学知識のない患者のなかには、「検診を受ければ受けるほど健康に近づいていく」と考えている人が多くいます。医師としては、ここに書いたような検診のメリットとデメリットをしっかり説明できるようにしておかなければなりません。

加えて、がんについては5大がん（胃癌、大腸癌、肺癌、子宮頸癌、乳癌）に対する「がん検診」が市町村で安価で受けられます。これらは、検診によって「死亡率の低下」が証明されているため、推奨できる検診です。それ以外のがんの検査については、「受けた方がメリットが大きい」というエビデンスがないことを、きちんと説明できる必要があるでしょう。

はじめての学会発表

みなさんは学会発表をしたことがありますか？

多くの人は、研修医時代に生まれてはじめて学会発表を経験します。どのように演題を登録するのか、何を準備すればいいのか、きっと最初は迷うはずです。経験豊富な先輩医師がいればいいのですが、環境に恵まれないケースもあるでしょう。

ここでは、学会発表の基礎知識を確認しておきましょう！

なぜ学会発表するのか？

学会発表は、いくら数を重ねても給料は増えませんし（むしろ旅費や学会参加費で赤字）、医師の仕事を継続するうえで必須の業務ではありません。専門医資格の申請・更新には学会発表が一定数必要になるのが一般的ですが、その要件もせいぜい5年間で数件、といったところでしょう。

では、学会発表のメリットとは何なのでしょうか？

一つは、すでに書いた通り、**アウトプットがインプットの質を高める**ことです。何かを発信するためには、丁寧に情報収集し、わかりやすく整理しなければなりません。この過程で、知識が定着するのです。単に教科書や論文を読むより、はるかにそのテーマに強くなれます。

また、聴衆からさまざまな質問を受けることで、自分が思いもよらなかった新たな知識を得られます。私の経験でも、発表の後の質疑応答で次の発表テーマを思いつくことがよくあります。院内の見知ったグループで話し合うだけでなく、外に向けて発信することで、**質の高いフィードバッ**

クが得られるのです。

さらに、学会発表する機会はすなわち、学会に参加して**他の人の発表を聞く機会**になります。他の発表者から新しい知識を得たり、プレゼンの方法を学んだりできますし、近い学年の人ががんばっているのを見れば、「自分もがんばろう！」と次への大きなモチベーションになります。自宅で教科書を開いて学ぶのとは全く違う刺激を得られるのが、学会参加のメリットです。

どんな学会で発表する？

「学術集会」や「総会」と呼ばれる、主に年1回の集会のほか、学会によっては地域を限定して行う「地方会」もあります。研修医にとっては、**地方会が一つの登竜門**になることもよくあります。また、年に1回の大きな総会に「**研修医セッション**」が設けられている場合もあります。初期研修医しか提出できないセッションですから、狙い目です。セッション内で優秀演題が表彰される学会も多く、受賞できれば大きなモチベーションになります。研修医セッションがない場合は、一般演題やポスターセッションで発表するのが一般的です。

とはいえ、どんなテーマで発表すればいいか、最初は見当もつきませんよね。

まずは、自分が担当した患者に関する**症例報告**が取り組みやすいでしょう。印象的な症例があれば、上級医に相談してみましょう。そういう症例経験はないけれど学会発表はしたい！ という場合は、「学会発表してみたいのですが、何か良いテーマはありませんか？」と上級医に尋ねてみましょう。

また、相談する前に一度**学会サイトを訪問**してみるのもオススメです。その年の募集テーマがずらりと並んでいるので、ここから興味のあるものを見つけたうえで、上級医に相談をもちかけるのもアリです。

準備のコツ

学会発表するためには、学会サイトに抄録を提出する必要があります。**抄録を準備**するうえで、注意点をまとめておきましょう。

● 学会サイトをCHECK！

まずは、学会サイトの演題募集のページで**抄録の要件**を調べます。

特に、抄録の文字数制限は学会によってかなり異なります。必要以上に長いものを書いてしまうと、後で削るのは大変です。書き始める前に文字数をチェックしましょう。500文字から800文字程度が一般的です（500と800の差もかなり大きく、書ける内容が全然違います）。

タイトルの文字数にも制限があるほか、英語の抄録を同時に提出することも多いので、要チェックです。

● ゼロから始めるより見本を入手！

抄録を書くときは、上級医が過去に提出した抄録を見本としてもらいましょう。この**構成を真似て書く**のがオススメです。一度でも学会発表すれば、次からは「自分の過去の抄録」がテンプレになります。自分が書きやすい手法を見つけ、いつも同じ方法で作成すると最も効率的です。

● 誰にチェックしてもらう？

抄録を書き上げたら、**上級医にチェック**してもらいましょう。もし特定の上級医からの指示ではなく、自発的に演題を提出しようとしているなら、誰か適切な上級医を選んで添削を依頼しなければなりません。

では、誰を選べばいいのでしょうか？

オススメは、そのテーマを専門としている人で、かつ、学会発表を積極的に行っている医師です。理由は単純です。学会発表に不慣れな上級医に相談して、なかなか前に進めずに困っても、「じゃあ他の先生に聞きますね」とは言えないからです。

何事においても、「最初に誰に相談するか」は重要なのです！

Check 抄録を登録する際、所属施設の倫理委員会で審査が必要な場合があります。自施設のデータをまとめた発表なら、基本的に倫理審査が必要ですので、必要な手続きについて上級医に確認しましょう。一方、9例以下をまとめた症例報告なら、倫理審査は不要です。
大きな学会で発表される演題の大半は症例報告以外なので、大部分が倫理審査を要します。ちなみに「日本消化器病学会大会」では、例年、全応募演題の70%以上が倫理審査の必要な演題に該当する[1)]、としています。

投稿が終わったら

無事に抄録の投稿が終わったら、あとは採択を待ちましょう。学会当日から1、2カ月以上前に採否の連絡があるのが一般的です。

ここで、単に「待つだけ」ではなく、**一気に図表まで作ってしまいましょう！**

抄録作成から学会発表までに、たいてい数カ月間はかかります。その間に完全に記憶が薄れ、学会の直前に懸命に思い出して図表を作ることになると、かなり効率が悪いのです。記憶が新しいうちに図表を仕上げておけば、学会発表の直前にこれをパワーポイントに貼り付けるだけでスライドの大半が完成します。抄録作成時にもう一踏ん張り、もう一手間かけるだけで、トータルに要する時間を大きく減らせます。

症例報告では、図表として標本写真や病理画像が必要になることがあり、病理診断科に依頼が必要です。その他にも、**資料の作成に関して他部署への依頼が必要になるケース**では、発表直前のタイムリミットが厳しい時期に依頼すると相手に迷惑がかかります。早めの図表作成をオススメするのは、こういう理由もあるのですね。

Check 抄録を提出すると、数カ月後に採否の連絡がメールで来ます。無事に採択されたら、晴れて学会発表できます。では、この採否を決めるのは一体誰なのでしょうか？
一般的には、学会の主宰となっている大学の医局員です（例外もあります）。主宰となる大学は毎年異なりますが、これは東医体や西医体を想像するとわかりやすいでしょう。
抄録を見て、採用するか否かを決める仕事を「査読」と呼びます。

学会発表の実際

いざ学会発表です。当日発表で使うスライドは、**USBメモリなどの媒体に入れて持参**しましょう。近年は事前にオンラインでデータを登録する学会もありますが、それでも万が一に備えてデータを持ち込んでおいたほうがよいでしょう。会場に行ってみたら、きちんと登録されていないことに気付いた、間違ったデータが登録されていた、など、さまざまなリスクがあるためです。

参考文献

1）「JDDW2024：倫理指針」（https://www.jddw.jp/jddw2024/rinri/）

身に付けたい プレゼンテクニック

日常的な症例プレゼンから学会発表まで、みなさんは今後たくさんのプレゼンを経験します。プレゼン力は、私たち医師にとって欠かせないスキルです。

ただし、その「プレゼン力」とは、初対面の人とも気さくに話せる「コミュ力」とか、飲み会で周囲を楽しませる臨機応変の「話術」のことではありません。「医師のプレゼン」は、ほとんどが限定的な環境でなされるものです。だからこそ、それには「いつも使えるコツ」や「決まりきった型」があるのです。

ここでは、医師が身に付けたいプレゼンテクニックを学びましょう！

スライドを使ったプレゼンのテクニック

スライドプレゼンでは、自分もスライドを見ながら話すことができます。これは一見すると楽に思えるのですが、実際はスライドに書かれたことを棒読みしてしまう退屈なプレゼンになりがちです。相手を惹きつける、魅力的なスライドプレゼンをするにはどうすればいいでしょうか？

ここでは3つのコツを紹介しましょう。

①話し方のコツ

学会発表などでよく見るのが、両手を壇上に置いたまま画面に目を落とし、淡々と話し続けるパターンです。これでは聴衆に思いは伝わりません。

ポイントは、**時折画面から目を離して聴衆を見ることと、少なくとも片**

手を身振り手振りに使うことです。スライドプレゼンの際に手を使うにはコツがあります。聴衆が見つめるスクリーンを指さしたり、スクリーンに向かって手を差し出したりすることです。自分が話題にしている文言やグラフに手をやりながら説明すると、より簡単に、自然に身振り手振りができるようになります。自然と視線も上に向くので、一石二鳥です。

ちなみに私自身は、壇上を動ける講演のときはスクリーンの前まで歩いて行って、手で画面を指差しながら話す方法をよく使います。

②話すスピードの「揺れ」で抑揚をつける

話し方が一辺倒にならないためには、抑揚をつけることが大切です。「抑揚」のポイントは、「声のボリュームを変化させる」より、「**話すスピードを変化させる**」です。

聴衆が退屈するプレゼンは、話すスピードに「揺れ」がないプレゼンです。退屈させないためには、強調したい部分、聴衆に意外性や驚きを与えたい部分、聴衆に関心をもってほしい部分でぐっとスピードを落とし、それ以外の部分ではむしろスピードを上げるのがポイントです。一方、抑揚をつけようと声のボリュームを意識しすぎると、不自然な話し方になってしまうので注意が必要です。

また、「あのー」「えー」「まあ」などの繋ぎ言葉（フィラー）をゼロにするよう指導する人もいますが、「フィラーが全くない話し方」はむしろナチュラルに聞こえません。テレビの取材などで時折見る、何かを読んでいるかのような話し方の専門家を想像するとわかりやすいでしょう。自然な会話とは、流れるようにリズミカルに言葉が口をついて出てくることで実現するものです。もちろん、過剰なフィラーが入り込んだプレゼンは聞きづらいのですが、**話すリズムを調節するために“意識的に”フィラーを使うのはむしろ有効です**。

③間をうまく利用する

スライドプレゼンでは、「次に何を言うかが気になる話し方」を常に心がけることが大切です。そのためには、**「間」を有効活用します**。

ここでは「単に黙る」のでなく、「次に何を言うのだろう」と思わせる、計算された「間」を作ることが大切です。例を挙げてみましょう。

△「Aという結果が出たのはBだからです」
→◎「Aという結果が出たのですが、これはなぜか、というと……Bだからです」

△「Aなので、このグラフでBが急激に高くなっています」
→◎「このグラフでBが急激に高くなっています。なぜこんな変化が起こっているかが重要なのですが、その原因としては……Aと考えられます」

この際、「間」のタイミングでいったん話を止めて顔を上げ、聴衆のリアクションを見ましょう。

私がよく使うのが、**この「間」に「スライドの遷移」を持ってくる**テクニックです。スライド一枚一枚で話を完結させるのではなく、「話の途中でスライドを遷移させる」わけです。

例：「この図がどう変化するかと言いますと…（スライドを遷移）…こちらです」

「スライドの遷移」は、聴衆の集中力が最も切れやすいタイミングです。「間」を有効に使うことで、スライド遷移時も聴衆を引きつけたままプレゼンができるようになります。

症例プレゼンのテクニック

私が初期研修医1年目の頃の話です。救急外来で当直中に、
「咽頭痛を主訴に来られた患者さんなんですが…」
と救急部の上級医に相談を始めるやいなや、

「まず年齢と性別！」

と注意されたことをよく覚えています。「正しいスタイルでプレゼンしないなら、あなたの話は聞きませんよ」というわけです。

臨床現場では、症例プレゼンを行う機会が多々あります。症例プレゼンの流れは、「**情報を収集する→決まったスタイルで情報を整理する→シチュエーションに応じて長さと順序を調節する**」です。

①まずはきちんと情報収集

症例プレゼンのためには、まずきちんとした情報収集が大切です。ここでは、第1章-22で解説した「**初診カルテ」が基本**になります。これに沿った情報収集を行いましょう。

②決まった順序で情報を整理

- プロフィール（年齢・性別）→主訴→現病歴→既往歴→内服薬→生活→アレルギー→家族歴

で患者背景を伝えます。続いて、

- バイタルサイン、身体所見→検査所見→アセスメント＆プラン

です。まずはこの型のごとく説明できるようにしましょう。

プレゼンの際は、

「主訴は○○です。現病歴ですが……。既往歴ですが……」

というように、項目を最初に触れるとわかりやすくなります。

カンファレンスで患者のサマリをプレゼンする際は、これらを型通りじっくり話すことが求められます。しかし、前述のような救急外来だと、全患者にこのプレゼンをしていたら時間が足りませんよね。緊急性の高い病態の患者をプレゼンする際は、話す内容に調節が必要です。

③シチュエーションに応じた調節

②の標準スタイルから、シチュエーションに応じて「長さ」と「順序」を調節します。長さを短くする際に大切なのは、「**いま相手がどんな情報を求めているか**」です。特に緊急案件のプレゼンでは、必要のない情報はザックリ削ってスリムにします。これについては、第1章-21で解説したコンサルトの手法と同じ考え方ですね。

さらに、順序の入れ替えも大切です。例えば、こんなプレゼンを見てみましょう。患者の姿をイメージしながら、読んでみてください。

70歳、男性。主訴は腹痛です。現病歴です。2日前に心窩部痛と下痢が出現し、昨日から38℃の発熱が持続するため救急外来を受診しました。身体所見では、腹部全体に圧痛を認めますが、腹膜刺激兆候はありません。既往歴ですが、5年前に脳梗塞があり、当院脳神経内科で抗凝固薬アピキサバンを処方されていますが、それ以外の内服薬はありません。生活歴ですが、飲酒なし、タバコは10年前まで1日20本ですが、現在は吸っていません。妻と2人暮らしでADLは寝たきり、全介助で、週に4回の訪問看護を受けています。アレルギー歴ですが、サバにアレルギーが……

どうでしょうか？ 前半でイメージしていた患者像は、生活歴を聞いた後に一転したと思います。あまりの驚きにサバアレルギーの話など耳に入ってこなくなり、もう一度最初から聞き直したくなりますよね。

特に緊急のシチュエーションなら、聞いた相手が患者像をスムーズにイメージできるよう、適宜順序を入れ替えなければなりません。この場合は、以下のような流れが望ましいでしょう。

例1
70歳、男性。主訴は腹痛、下痢です。5年前に脳梗塞の既往があり、それ以後寝たきり、ADL全介助の方ですが、2日前から心窩部痛と下痢があり……

例2
患者は、5年前に脳梗塞の既往あり、それ以後は寝たきり、ADL全介助の70歳、男性です。主訴は腹痛です。

第1章-21で解説したコンサルトでも使えるテクニックですので、ぜひ覚えておきましょう！

詳しく知りたい人にオススメの本

- **「あの研修医はすごい！と思わせる症例プレゼン」**（松尾貴公、水野篤／著）、羊土社、2019
  →症例プレゼンのテクニックを対話形式で楽しく学べるオススメの一冊です。

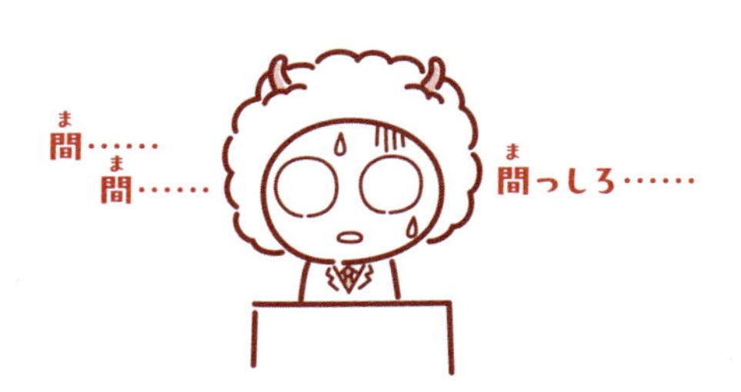

学会に聴衆として参加するときのお作法

自分自身が学会発表するときのノウハウが語られることは多いのですが、逆に聴衆として参加するときのノウハウはあまり語られません。私が卒後3年目の頃、学会にポロシャツで行ったらずいぶん浮いてしまったことがあります。上級医からも「やけにラフな格好やなあ」と笑われ赤面したのを思い出します。学会では、たとえドレスコードがなくても、襟のついたシャツにネクタイ、ジャケットを着用する人が多数派です。また、できれば**名刺を持っていく**のがオススメです。学会会場では、自分の人生にとって重要な出会いに恵まれることもあります。学会は、普段出会えない他施設の医師と交流する貴重なチャンスでもあるのです。他にもいくつか注意点がありますので、共有しておきましょう！

メモの取り方

前線で活躍する先生にとって学会は大切な「発信の場」ですが、**若手医師にとっては圧倒的に「受信の場」**です。学会で得た知識を記録できるよう、メモの準備をして臨みましょう。抄録集に直接メモしたり、タブレットを使ったりなど、自分なりの方法で構いません。私は抄録の冊子にメモした後、それをWordにまとめ、ファイルのタイトルに学会名をつけて保管しています。EvernoteやGoodnotesなど、使い慣れたアプリを利用してもよいでしょう。

また、重要なのは**「聴きっぱなし」ではなく、直後に軽く復習すること**です。走り書きのメモを数日経ってから見直すと、何を書いているかわからなくなることがあります。

私は、学会直後にメモをざっと見直し、知識を整理した後、関連する情報を調べます。自分の知らない重要な論文が学会で紹介された際は、後で検索して読むようにしています。もちろん研修医の頃はここまでしなくても構いませんが、学会に参加して得た知識を、後で確認しやすいよう準備して臨みましょう！

SNS等インターネットでの情報公開には注意

以前、とある学会の症例報告のスライドを無断で写真撮影し、SNSに公開したことが問題になった事例があります。スライドは発表した個人の所有物ですから、学会で許可されている、あるいは発表者が許可している場合を除けば、撮影して共有してはいけません。

また、そもそも学会発表の内容は、広く一般に向けられたものではありません。特に症例報告は、内輪では学びになるような内容でも、**非医療者が見れば不快・不安に感じることが少なからずあります**。誰もが見られるインターネットに公開するには、大きなリスクを伴うことを知っておきましょう。

余談ですが、欧米の学会ではむしろSNSでの情報拡散が推奨されていることが多く、学会当局から積極的なSNS投稿を促すアナウンスがなされます。

これは私が以前参加した学会会場の写真ですが、#ASCRS19というハッシュタグを使ってTwitter（現X）やFacebookで投稿しましょう、と学会側が呼びかけ、SNSでの学術的な意見交換の盛り上がりを期待しているのです。素晴らしい取り組みですよね（※欧米では「SNS」という言葉は一般的でなく、「Social Media」がよく使われます）。

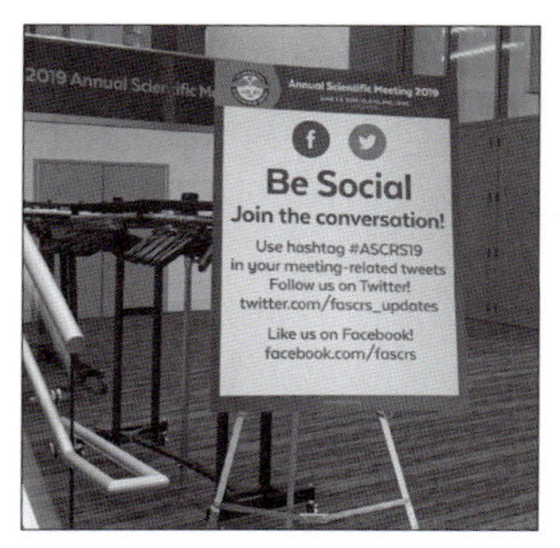
Annual Scientific Meeting 2019
Be Social
Join the conversation!
Use hashtag #ASCRS19
in your meeting-related tweets
Follow us on Twitter!
twitter.com/fascrs_updates
Like us on Facebook!
facebook.com/fascrs

近年では、スライドの共有を許可する（一部条件付き）学会もいくつか出てきており、日本でも徐々に学会のSNS活用事例が増えています。SNSでの学術的な情報交換が活発になる日は近いかもしれません[1) 2)]。

質問の仕方

「学会や研究会で積極的に質問しましょう」とはよく言われます。大勢の前で発言するのは緊張するものですが、会場で情報交換することで、**知識が定着しやすい**メリットがあります。また、最初に質問すればその後が続きやすくなり、**場の雰囲気も温まり**、周囲から感謝の目で見られることもあります。発表内容に関して疑問に思ったことがあれば、積極的に質問してみるとよいでしょう。

質問するときは、所属と名前を最初に言い、

「わかりやすい発表をありがとうございました」

「興味深いデータを拝見させていただき、ありがとうございました」

などの感謝の意を述べたうえで、疑問に思った点を話し始めるのが一般的です。質問が複数あるときは、最初にその旨を伝えるのが親切でしょう。例えば、

「先ほどご提示いただいた予後に関するグラフについて、2点質問があります」

といった具合で話し始めると、発表者も答えやすくなります。

全国学会の上級演題では、他施設のエキスパートたちが質問することが多く、若手の頃は質問の機会がなかなかありません。そこで、地方会や小さな研究会、医局のグループ内での勉強会などで質問の練習をするとよいでしょう。相手が同年代の先生なら質問しやすいでしょうし、お互い勉強になります。

ちなみに日本では、質問に積極的な医師はあまり多くなく、質問する場合でも、

「素人質問で恐縮ですが…」

「すでにご説明された内容かもしれませんが…」

といった前置きを入れ、へりくだって話すケースが多い印象です。

一方、海外の国際学会では、多くの医師たちが積極的に質問します。上級演題では、マイクに行列ができる光景もよく見ます。ポスター発表でも、直接発表者とディスカッションしたいという思いがあるためか、ポスター内に答えが明らかに書かれてあっても、臆せず質問する人がとても多いのです。私が経験した最も大胆な質問は、ポスターの前に立っているときに受けた、

「これはどんな研究ですか？」

というものです。あまりのオープンクエスチョンに度肝を抜かれましたが、相手は同年代の若手医師だったので、お互い関心のある分野について意見交換したいという思いがあったのでしょう。日本でも、**ポスター発表の際は質問しやすい雰囲気がある**ので、積極的に質問するのがオススメです。

参考文献

1）山本健人：学会活動におけるSNSの活用と留意点―日本外科学会におけるこれからの取り組み―. 日本外科学会雑誌、125：30-36、2024
2）Yamamoto T, et al：Current insights on social media as a tool for the dissemination of research and education in surgery: a narrative review. Surg Today, 54：1113-1123, 2024

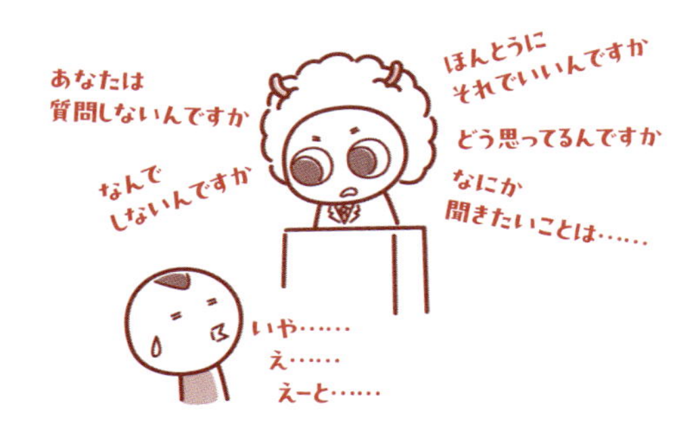

あなたは
質問しないんですか
なんで
しないんですか
ほんとうに
それでいいんですか
どう思ってるんですか
なにか
聞きたいことは……
いや……
え……
えーと……

学会発表したら論文化しよう！

学会発表の準備には、かなりの手間を要します。これだけ手間をかけて情報を集め、図表を作り、プレゼンの準備を整えたのですから、そのままの流れで論文化してしまいましょう！

論文執筆は、研修医のみなさんにとって少しハードルが高く感じるかもしれません。ですが、専門医資格の要件に論文が必要なケースも多く、**いつかは書かなければならない日が来ます**。論文を書くことの意義や、学会発表を論文化するプロセスなど、ここで簡単なイメージだけでも掴んでおきましょう！

なぜ論文を書くの？

論文を書く理由とは何でしょうか？

私は、「日本中あるいは世界中の医師・医学研究者と情報を共有することで、目の前の患者を救うだけでなく、**間接的に、他の国や他の病院の患者を救う一助となるから**」と考えています。

実際、治療選択に悩んだり、教科書レベルでは対処できない状況に直面したりしたとき、論文検索することがよくあります。「この論文のおかげで適切に対処できた」という論文に出合うと、「**次は自分も発信する側に回らないと**」と思うわけです。

また私自身は、環境や指導者に恵まれたおかげで得た経験を、後進のために活かしたい、と考えています。自分が得た経験を論文として世に発信すれば、何らかの形で他の医師たちが学びにつなげてくれるかもしれない。そうすれば、自分の施設の部下だけでなく、その他大勢の後輩たちの利益につながるかもしれません。

さて、理念はこのくらいしておいて、論文執筆の具体的な流れを解説していきましょう！ ここでは最もオススメする「学会発表の論文化」のプロセスを紹介します。

学会発表を論文化するメリット

学会発表を計画して抄録を作成したら、図表まで作成するのがオススメ、というのは、すでに解説したとおりです。ここで、さらにもう一手間。論文の執筆まで開始してしまいます。

そんなことができるだろうか、と疑問に思ったでしょうか？

実は抄録を作成できた時点で、**論文の根幹はすでに出来上がっています**。IMRADの構造（第2章-2）で言えば、少なくともMethodとResultは仕上がっている状態です。しかも抄録を英訳すれば、そのまま論文のAbstractとして使えます。

次に、「背景（Introduction）」と「考察（Discussion）」に必要な既報の検索を行います。本来は研究立案の段階でこれが行われるべきですが、最初はそれほど綿密に行っていないことも多いでしょう。

既報の検索は「どのみち必要になること」です。なぜなら、学会発表のために考察スライドを作成したり、質疑応答に備えたりするためには、背景知識をきちんと学ぶ必要があるからです。しかも、学会発表の準備のために文献を漫然と眺めるより、論文としてアウトプットするほうが遥かに記憶に残りやすく、学会の質疑応答に圧倒的な自信をもって臨めます。

論文を量産している人は、このように学会発表と連動して論文作成のサイクルを回していることが多いと思います。慣れてきたら、ぜひチャレンジしてみましょう！

英語がどうしても苦手！ という人に

「昔から英語が苦手なので、英語で文章を書くなどとてもできそうにない！」と思った人もいるでしょう。実は、**「英語は得意じゃないけれど英語論文なら書ける」**という人は多くいます。論文は、小説やエッセイなどとは違います。毎度決まりきったフォーマットで書くものですから、回を重ねるごとに指数関数的に執筆が速くなるのです。

1本目は誰でも大変ですが、まず1本乗り越えると、2本目、3本目と次第に作業が速くなっていきます。**とにかく1本目を早い時期に書くことが大切**、と私は考えています。

また、文法に自信がなくても「何が言いたいか」さえ表現できれば、あとは英文校正サービスに出して文法を整えればOKです。

AIを使ってもいい？

ChatGPTのようなAIツール（LLM：大規模言語モデル）を使って英語論文を執筆しようとする人もいるかもしれません。現状では、**表現に困ったときの部分的なサポート**として使用するのが現実的でしょう。プロンプトの作成に相当慣れれば、論文作成のかなりの部分をLLMに任せられる、としている人もいますが、誰もが簡単にできるレベルではありません。

一方で、英語論文の執筆は「同じ構造のコンテンツを量産する作業」に過ぎません。LLMにそれほど頼らなくとも、書けば書くほど効率は上がってきます。

LLMの使用について要件を課す学術雑誌もあります。LLMがまだ発展途上の技術であるため未だ流動的な部分がありますが、①LLMを著者に含めてはならない、②LLMを使用したら論文中の指定の箇所に記載する、③画像には使用してはならない、とする雑誌が多いようです。LLMを使用する場合は、必ず雑誌の投稿規定を慎重に確認するようにしましょう。

私自身は、**頭で浮かんだ日本語表現が英語になりづらいとき、その部分**

に選択的に翻訳ツールとして生成AIを使う、といった使い方をよくします。この方法には、「なるほど、こういうふうに訳せばいいのか」という学びを毎回体験できるという利点があります。翻訳ツールを利用して「英語で書く力」を養えるのです。長い文章を一度に英訳し、何が何だかわからないまま日本語が英語に変わっているより将来性のある方法だと（現時点では）私は考えています。なお、この限定的な用途でChatGPTを私はよく使いますが、その際「アカデミックライティングで英訳してください」と条件をつけると、英語論文にふさわしい文体になるのでオススメです。

まずはアクセプトされやすい雑誌を目指そう

論文を書いたところで、どんな雑誌に投稿すればいいのでしょうか？

「最初はインパクトファクターの高い雑誌から始めて、rejectされたら徐々にレベルを落としていく」というのが常套手段ですが、ビギナーのうちはこの方法をお勧めしません。一生懸命書いた論文が「reject」されると、最初のうちはかなりメンタルを削られるからです。私は、「最初は通りやすいレベルの雑誌に出し、**まずは成功体験を味わって次へのモチベーションにつなげる**こと」をオススメします。

雑誌を選ぶ際は、Scimago Journal & Country Rank[1)]というサイトがオススメです。“All subject Categories”のところからジャンルを選べば、雑誌のリストが現れます。インパクトファクターの高い順に並ぶので、どの順に出すべきか、投稿計画を立てることができます。

次に、投稿先の候補となっている雑誌のサイトを見て、どんな論文が掲載されているか確認しておきましょう。論文のレベルがわかると、「どのくらい勝ち目があるか」がわかるからです。似たレベルの論文が複数ある雑誌なら、通る見込みがあります。

論文出版までの流れ

論文を投稿すると、雑誌の編集者（editor）が内容を確認し、テーマに合った複数の専門家に査読を依頼します。論文を査読する人のことをreviewerと呼びます。

editorが、reviewerに回すまでもないレベルだと判断すれば、その時点でrejectionという判断を下します。これをeditorial rejectionやeditor kickと呼びます。「査読にすら回らなかった」ということで、著者としては最も残念な結果ですが、そのぶん早く結果が出ますので、無駄なく次の雑誌にチャレンジできるとも言えます。

reviewerに回ったら、reviewerが論文に対して改善点などのコメントを述べます。これをeditorが見て、revision（修正して再投稿）にするか、rejectionにするかを決めます。revisionであれば、著者にとっては修正して再投稿するチャンスが得られ、次の修正でacceptとなる可能性につながります。

最初の投稿で文句なしに「一発accept」というケースはほとんどありません。基本的には、「revisionで返ってきたら喜んで修正」です。

revisionには、期限が設けられることが一般的です。2週間などの短い場合もあれば、数カ月など長い場合もあります。これに間に合うように修正し、改訂版の再投稿が必要です。改訂版を提出すれば、再度査読され、acceptされるか否かが決定します。晴れてacceptされれば、次はproof（本刷りの一歩手前のゲラ）が送られてきますので、最終チェックします。これが終わればもう修正はききません。いよいよpublishです。

ハゲタカジャーナルに注意！

無料で読めるオープンアクセス誌のなかには、きちんと査読を行わずに論文をacceptし、法外な投稿料を取る悪質な雑誌がたくさんあります。これは俗に「ハゲタカジャーナル」と呼ばれています。出版料を儲けることが目的ですから、科学的な正当性などは評価せず、簡単に論文を通してしまいます。

どうしてもacceptされたい、という思いがあると、こういうハゲタカジャーナルに投稿してしまい、法外な金額を支払ってしまう人が少なからずいます。残念ながら、こうした雑誌に自分の論文が掲載されても**業績につながらないだけでなく、研究者としての評価をかえって下げてしまいます。**

私のもとにもさまざまな雑誌から「論文を出版しませんか？」という勧誘のメールが毎日来ます。このようにメールで論文投稿を促す雑誌のなかには、悪質なハゲタカジャーナルも多いため注意が必要です。

なお、ハゲタカジャーナルをリストアップして注意喚起をしてくれているサイト[2)]があります。もし自分が投稿しようとしている雑誌がハゲタカジャーナルかどうか知りたければ、このリストに名前がないかどうか一度確認してみるとよいでしょう。

参考文献

1)「Scimago Journal & Country Rank」(https://www.scimagojr.com/)
2)「BEALL'S LIST」(https://beallslist.net/)

詳しく知りたい人にオススメの本

- **「もし大学病院の外科医がビジネス書を読んだら」(海道利実/著)、中外医学社、2013**
  →一生使える普遍的な「考え方」が身に付く一冊。ぜひキャリアの早い段階で目を通してほしい。
- **「医師による医師のためのChatGPT入門」(大塚篤司/著)、医学書院、2024**
  「医師による医師のためのChatGPT入門2」(大塚篤司/著)、医学書院、2024
  →ChatGPTのみならずAIの使い方入門。かなり実践的で「明日から使える知識」が満載。

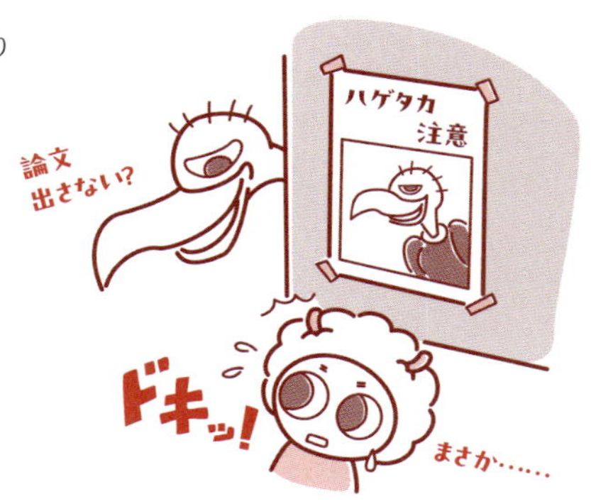

Column

自己剽窃が問題になった事件

私は以前、1年近くかけてアクセプト一歩手前までもっていった論文が、最後の最後で「自己剽窃」として突如リジェクトされるという苦い経験をしたことがあります。

みなさんは「剽窃（ひょうせつ）」という言葉を知っているでしょうか？

日常会話ではめったに使いませんが、論文を書くようになると、たびたび見聞きすることになる言葉です。辞書で調べると、「他人の作品・学説などを自分のものとして発表すること」とあります。医学雑誌の投稿規定にも、禁止事項として必ず記載されているのが、この「剽窃の禁止」です。

特に注意すべきなのは、“意図せず”剽窃してしまう事例です。

論文を書こうとするときは、同じテーマの他の論文を多く読むことになります。その際、気に入った表現をそのまま書き写してしまうケースがあるのです。

他の論文にある文章をそのまま自分の論文に書くのなら、それは「引用」ですから、引用符を付けて出典を明示するのがルールです。引用する気がないのなら、自分の表現で文章を書き換えなければなりません。

一方、見逃されがちなのが「自己剽窃」です。英語では“self-plagiarism”といい、これも投稿規定でよく目にする表現です。その名の通り、自分自身が過去に発表したことのある論文の剽窃です。

自分の作品なら部分的にコピーペーストしてもいいのでは、と思う人がいるかもしれませんが、実はこれもNGで、不正行為に含まれます。

似たようなテーマで別の論文を書くときは、たいてい過去の自分の論文を参照します。しかし、全く同じ表現を長々と使ったり、コピーペーストしたりすることは避けなければなりません。

冒頭の私の経験では、同じデータベースを用いて異なる研究を行い、複数の論文を執筆したケースです。研究内容は全く異なるものでしたが、文章に共通したワードが非常に多く、雑誌側は自己剽窃とみなしたようです。

ちなみに、明らかに一つの研究として発表すべき内容を、小さな論文に分割して発表することは「サラミ出版（Salami slicing）」と呼ばれ、これも不正行為の一つです。私のケースは、こちらにも抵触したのかもしれません（そもそも最初の論文で、分割するようreviewerから指示されて2本になったのですが）。

ともかく論文を書くときは、くれぐれも「剽窃」に注意しましょう。

3章

リスクヘッジとライフハック

メールの落とし穴にご注意!!

一般的な会社員なら、ビジネスメールの使い方について教育を受けることがあるのかもしれませんが、医師には案外そういう機会がありません。ですが、**みなさんは今後、たくさんの情報をメールでやり取りすることになります**。論文や学会抄録等のテキストファイルの送受信や、病院見学、実習等のための挨拶、日常的な業務の依頼など、その目的はさまざまです。

LINEやSlack、Chatworkなどの会議アプリ、SNSのDMなど、施設・診療科によってはメール以外のツールを使うところもあるかもしれませんが、業務上の正式な連絡手段としては、依然としてメールが主流です。

メールでの落とし穴に嵌まらないよう、注意点を確認しておきましょう！

本当にメールを使うべき案件か

まず、本当にメールが目的にかなう手段なのかどうかを考えてから使う、という「そもそも論」から始めてみます。

医療現場において誰かとコミュニケーションをとる手段は、メール、電話、対面の主に3パターンがあります。それぞれのメリット、デメリットを把握したうえで、適切なツールを使いましょう。

メールのメリットは、**一度に伝わる情報量が多いことと、情報が記録に残るために後から見直せること**です。細切れにすると伝わりにくい情報や、データ等の容量の大きな情報を見てもらいたいときはメールが適切です。また、**相手にとっては自分の都合の良いときに対応できる点**で、忙しい相手の時間を奪いにくいメリットもあります。

一方、メールの最大のデメリットは、**表情や声色などのノンバーバルな情報が伝わらず、相手に意図が伝わりづらい点**です。相手に大きな負担をかける依頼や、ミスに関する謝罪など、直接相手に言いにくいがゆえにメールを使う人がいますが、全くお勧めできません。「言いにくいこと」ほど、相手に誠意が伝わるよう対面での会話や電話を選びましょう。

また、**返信が来るまで相手のリアクションがわからない**のもメールのデメリットです。どう解釈されたのか、自分の意図が伝わったのか、そもそもメールはちゃんと届いているのか、数時間、場合によっては数日間わからないまま、ということもあります。

メールを使うときは、こうしたリスクを理解しておきましょう。

メールはそもそも誤爆するもの

メールやLINEを使った歴が長い人は、一度は「誤爆」の経験があると思います。「誤爆」とは、間違って別の人にメールを送ってしまうことを指すスラングです（SNSでプライベートアカウントとオフィシャルアカウントを間違えて投稿するミスも「誤爆」と呼ばれます）。

基本的にヒューマンエラーはゼロにはできないので、**「間違えないよう注意する」は対策になりません**。「メールの宛先を間違える」というミスは完全になくせないことを前提に、「間違えても大きな被害にはつながらない」ようにすることが「対策」です。リスクマネジメントの領域では「フェイルセーフ」と呼ばれる、よく知られた考え方ですね。

したがって、**他の誰かに見られたら取り返しのつかない事態に発展するような内容なら、メールでやりとりしてはいけません**。直接電話するなり、対面で話すなりすればいいのです。私は、誰かが見ると傷つくかもしれない内容はメールに書かないことにしています。

YouTuberのヒカキンさんは、「LINEやDMは全部流出するものと思え」と言います。最大限の防御ですね。ちなみに彼は、電話も「録音されていると思って話しましょう」と警鐘を鳴らしますが、さすがに私たちは著名人ではないので、通話まで盗聴される心配はないでしょう。

CCに注意

社会人になると、多くの人と同時に情報をやりとりすることになります。その際、関係者をCCに入れてメールの送受信をすることがよくあります。CCとはCarbon Copyの略ですね。

注意すべきなのは、何往復かメールのやりとりを続けた後に、**途中から別の人をCCに加えるとき**です。それまでにやりとりした内容がメールの下層に堆積していると、これを途中からCCに加えてもらった人が閲覧できるからです。

私も以前、ある仕事に途中から加わることが決まり、
「今日のメールのCCに山本先生を入れておくよ」
と言われ、途中からCCで話題に入れてもらったとき、これまでのやりとりのなかに、自分が見ないほうがよさそうなconfidentialな内容を発見してしまったことがあります。「これ、私が見てもいいのか!?」と恐ろしく思ったものです。それだけならまだしも、例えば研修医のA先生とB先生のやり取りのなかに、CCで上級医を入れたところ、過去のメールで上級医を批判していたことが発覚した、などのミスがあると大変なことになります。

これまでのやり取りを把握してもらう目的でCCを使うことはありますが、特定の2人でしか共有するつもりのなかった情報が第三者に流出しないよう、注意が必要なのです。

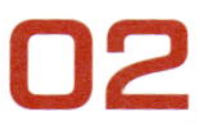

これはNG、患者情報の取り扱い方

私たちは、患者の病気にかかわるセンシティブな個人情報を扱う職業です。医療現場で働いていると、この「特殊性」に慣れてしまい、個人情報の取り扱いが甘くなってしまうことがあります。**私たち医療者には、守秘義務が課せられることを忘れてはいけません。**

患者情報を尋ねられる機会はとても多い！

例えばこんな場面を想像してみましょう。

担当患者のベッドに診察に行ったら、患者からこんな質問をされます。
「隣のベッドの方、僕と同じ病気ですか？」
それに対してあなたが、
「そうですよ！ なので安心してくださいね」
などと言ってしまう。

もし、隣の患者から同意を得ていないのだとしたら、これはもちろん完全なNGです。病気に関する大切な個人情報を、本人の許可も得ずに他言してはいけません。

こんなケースもあります。

患者の親戚から電話がかかってきて、
「親戚の者です。○○の病状はどうですか？ 良くなっていますか？」

それに対してあなたが、
「落ち着いてきましたよ」
などと答えてしまう。

もし、患者本人の同意を得ていないのなら、これはNGです。そもそもこの例だと、親戚を騙った別の人物かもしれないという疑念がありますが、たとえ**真の親類であっても、病気に関する個人情報の扱いは同じ**です。

「自分の病状は家族、親類の誰に知られても構わない」と思う人もいるかもしれませんが、家族関係は人それぞれです。家族に病気を知られたくない、と考える患者も少なくありません。家族に病状説明をするときは、きちんと本人にそのことを伝えてから行うべきでしょう。実際、医師が患者の病状を患者の娘に漏らし、患者から訴えられた事例が以前ニュースになっています。

病院では、親族だけでなく、職場の上司や同僚を名乗る人から病状の問い合わせが入ることもあります。職場側の人間としては、患者がどのくらいで職場復帰できるのかを知りたいと考えるからです。こういった質問に対し、本人の同意を得ずして「入院はあと3日ほど続きそうです」などと答えてしまうのは断じてNGです。

「自分は大切な個人情報を預かっているのだ」という自覚がないと、思わずやってしまいがちなミスですので、要注意です！

個人情報の受け渡しに際する注意点

患者の名前が書かれたデータ（ID番号であっても患者本人と連結可能なデータ）を他の医師と受け渡しする際、安易にメールを使ってはいけません。メールは流出する恐れがあります。**ハードディスクなどの媒体を使って受け渡し**をすること、そのハードディスクは**院外に持ち出さないこと**を徹底しましょう。また、そのファイルにはパスワードロックをかけ、部外者が閲覧できないよう注意しましょう。

患者情報の入ったPCやハードディスクを紛失し、問題になった事例は過去に少なからずあります。基本的に、**移動可能な媒体は紛失するもの、**という前提で、仮に紛失しても大切な個人情報の流出にはつながらないよう対策しておきましょう。

カルテ閲覧の注意

入院している殺人事件の被害者の電子カルテを、担当医でもない多くの職員が閲覧していたことが発覚し、ニュースになった事例があります。診療にかかわっていない患者の情報を、**興味本位で閲覧してはいけません。**たとえ医療者でも、カルテ情報なら誰でも見ていいわけではありません。電子カルテは個人情報の集合体です。私たちは、自分の診療における必要性のもとに、閲覧を認められています。

もちろんカルテには職員の閲覧履歴が残りますので、院内で問題になったとき、「勝手に盗み見ていたのは誰か」がわかってしまいます。カルテ情報を「こっそり」見ることなどできませんので、そのこともわかっておきましょう。

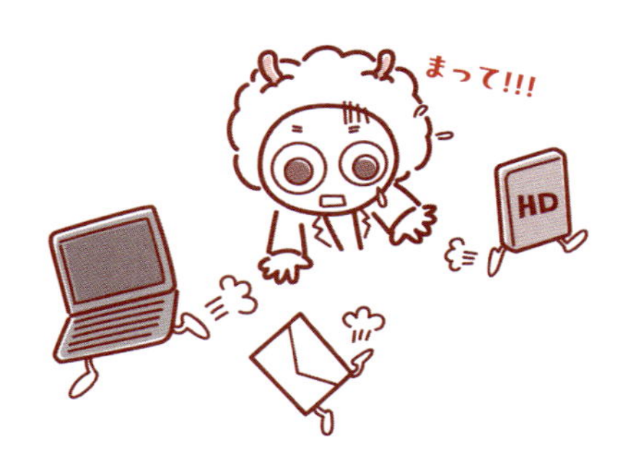

医師としてSNSを使うなら

日頃から、SNSをよく使っている人は多いと思います。学生時代とは異なり、医師になると一層注意が必要です。

私がSNSを使い始めたのは医師になってからですが（同世代の人はたいていそうなのですが）、みなさんはきっと学生時代からSNSに慣れているでしょう。ですが、社会人になってからはかなり警戒心を強めないと、取り返しのつかないミスをしてしまうかもしれません。

自分の個人情報流出に注意

私のように実名で顔出ししてSNSを運用する人はともかく、匿名（ペンネーム）で運用したい、という人は、**自分の個人情報を流出しないよう注意**が必要です。SNSに投稿した写真にわずかに写り込んだ情報から、個人を特定され、嫌がらせを受けるなどの被害はよく聞くようになりました。自宅の窓から見える景色はおろか、自撮りの瞳に映る景色から位置を特定される、といった事例もあるようです。

若い医師を相手にセールスをしたい人も大勢います。世界中の誰もが閲覧できるプラットフォームに投稿するなら、身を守るため、自らの個人情報は慎重に扱いましょう。

学生時代から同じアカウントを使い続けるなら、**医師になってから過去の投稿を辿られるリスク**にも注意しましょう。

「私の主治医、学生時代にこんなことを言っていたなんて」

などといった形で信頼を失わないよう注意しなければなりません。

医師としてSNSで情報発信をしたいなら、新たにアカウントを作り直すのがオススメです。

病気の方を不快にさせない

認知症患者の言動を面白おかしく紹介したり、直腸異物の症例を揶揄したりするような投稿が炎上した事例が過去にあります。医師として投稿する以上、このような倫理観を欠いた発信は断じて慎まなければいけません。

医師になると毎日のように多くの病気と出合い、一つひとつが「症例」という無機質な経験に思えるかもしれません。しかし、それぞれに病気で苦しむ人の存在があります。発信の目的が純粋な注意喚起であるなら問題ありませんが、患者を見下すようなトーンがあると、その意図は透けて見えます。

自分や家族の病気に悩む当事者たちがあなたの投稿を見ています。医師全体、医療全体への不信の原因を作ってしまわないよう、重々注意してほしいものです。

研修中の実体験に注意

こんなSNSの投稿、どう思いますか？

> まだまだ慣れなくて、ルートを入れるのに5回も失敗してしまったけど、
> すごくいい練習になった。
> 明日はもっと上手くできるはず…！

> 今日ははじめてのナート。
> ガタガタになってしまったけど何とかやりきった。
> もっと練習しないとなあ。

少し極端な例ではありますが、SNSでときどき見るタイプの投稿です。この投稿を見た人は、どんな感想をもつでしょうか？

「なんと恐ろしい。こんな医者には当たりたくない。人を実験台だと思っているのか？」

そんなふうに考えても不思議ではないでしょう。

医師同士のクローズドな場でお互いのパフォーマンスを振り返り、フィードバックし合うのは大切なことです。しかし、誰もが見られるオープンなSNSなら、このような投稿は不適切でしょう。

研修医にとっては毎日がトレーニングですし、どんな名医も最初はビギナーです。しかし、こうした事情が非医療者から理解されるとは限りません。これらの投稿を見て、「まだ訓練中か、微笑ましい」などと思ってくれる人はほとんどいないでしょう。

医師になると、**このあたりの感覚が一般から乖離してしまう人がいる**ので、注意が必要です。

守秘義務違反に注意

医療現場での実体験を投稿する人もよくいますが、守秘義務に抵触しうる、怪しいものを見かけることが少なからずあります。

例えば、こんな投稿、どう思いますか？

今日救急外来で診た15歳の中学生。腹痛が主訴で、便秘が原因だろうって思ってたんだけど、気になって妊娠検査したらまさかのビンゴ。
こういう症例、気を付けないとね。

どう見ても問題だらけですね。まず「今日」「15歳の中学生」などと日時、患者の個人情報を明記したうえ、症状や具体的な診療内容まで書いています。医療従事者が守るべき守秘義務に明らかに反していて、どう考えてもNGです。

では、「今日」を「以前」に変え、「15歳の中学生」を「10代の女性」と変更したら、許されると思いますか？

私はそれでも危険と考えます。なぜなら、これだけ具体的な体験談だと、「私のことかもしれない」と考える人がいるからです。たとえ、厳密に特定できなかったとしても、「自分のことをSNSでネタにされている」と疑念をもたれるような投稿は避けなければなりません。

全くの第三者が見ても、「医療現場でしか知りえない情報をSNSでネタにする医療者がいる」と不快に思い、これが医療不信の原因になりえます。

医師にとっての実体験は、患者にとっての極めてセンシティブな個人情報です。「自分の体験を注意喚起のために利用したい」という純粋な意欲があるのなら、本人の同意をとって投稿すべきです。

発信したいならどうすべき？

ここまで読んで、「そんなことを言われたら医師として発信したいことも自由に発信できなくなる」と思った人がいるかもしれません。

もし純粋に「医療に関する啓発をしたい」「医療のことを多くの人に知ってほしい」というモチベーションがあるのなら、オープンにしてもよい情報を選んで発信するとよいでしょう。

例えば、こういう投稿はどうでしょうか？

2歳女児、嘔吐が治らないので病院を受診したところ、十二指腸に直径約4センチのボール状の異物が入っていて閉塞していました。
吸水するとゼリー状に膨らむボールが原因です。
こういう商品、おもちゃやインテリア商品として売られていますが、小さい子どもがいる過程では注意が必要です。

https://www.j-poison-ic.jp/report/151002/

実際にあった症例ですが、国民生活センターのホームページで一般に公開されています。啓発の題材として適切でしょう。

こういう投稿はどうでしょうか？

7歳の男の子が登校中につまずいて転倒、首から下げていた水筒がお腹と地面の間に挟まって腹部を強打し、膵臓の断裂が起こった事例があります。
意外なところに危険は潜んでいます。注意したいですね。

こちらも実際にあった症例ですが、日本小児科学会のホームページ内「Injury alert」で一般に公開されています。
以上の症例はいずれも論文化もされ、同意が取れていますし、実際多くの人の利益につながる発信になるはずです。

エビデンスの有無に注意

こんな投稿、どう思いますか？

妊娠中にお茶を飲みすぎると危険です！
お茶の成分が早産のリスクになるという説があります。
気を付けてくださいね。

「説」と書いていますが、出典はありません。この内容にどの程度のエビデンスがあるのか、全くわかりませんね。情報リテラシーの高い人なら、「これは信用できない」とスルーできるかもしれませんが、そういう人は必ずしも多くないでしょう。
医師としての肩書を明示してSNSで発信する場合、**その発信にはそれ**

なりの説得力が伴うものだという認識が必要です。「医師が言うなら本当なのだろう」と思う人は多いからです。何気ない発信が、誰かを不安にさせたり、受診の遅れにつながったりすることがあります。科学的根拠の乏しい説を広めてしまったせいで、多くの人に不利益をもたらすかもしれません。

誰かの行動に影響を与えるような医療情報を発信するときは、論文やガイドライン、学会や公的機関などの発信を参照し、きちんと出典を明示しましょう。こうした配慮が、結果的に自分自身の身を守ることにつながります。

医学的な助言に注意

例えば、SNSでこんな投稿があったとしましょう。

さっきシャワーを浴びていたら急に腰に激痛が…！
しばらく痛みが続いてる。。。
ぎっくり腰かな。病院行ったほうがいいでしょうか？

これに対して、

ぎっくり腰なら大丈夫！ まずはストレッチしてみて！ じっとしているより動くほうがいいよ！

のような返信をしている医療者を見かけることがあります。何か助言したい、そう思う気持ちはわかります。

一方で、私たちはプロとして、例えば、

- 「ただの腰痛」が大動脈解離の症状だったら？

というリスクも考えなければなりません。

たとえ「ただの歯痛」でも、心筋梗塞の症状かもしれません。**私たちの**

安易な助言が、誰かの受診の遅れにつながり、健康被害を与えてしまうかもしれません。医師になると、SNSのDMで前述のような症例相談が来ることもよくありますが、考え方は同じです。バイタル測定はおろか、触診や聴診すらできない関係で適切な助言はできないと考えるべきでしょう。

また患者が「SNSで医療者に相談できる」という経験をくり返すと、「病院で実際に診察してもらわないと正確な判断は難しい」という事実が見えにくくなるという問題もあります。

SNSで誰とでも簡単にコミュニケーションが取れる時代です。だからこそ、医師としてその扱いにくれぐれも注意が必要なのです。

参考文献

1) 「Statement on Guidelines for the Ethical Use of Social Media by Surgeons」(American College of Surgeons)、2019
https://www.facs.org/about-acs/statements/guidelines-for-the-ethical-use-of-social-media-by-surgeons/

炎上しなくて良かった〜〜

いままさに炎上中!!!

04 スムーズに業務をこなす人がやっていること

みなさんの周りにはきっと、いつもすばやく業務をこなして余裕をみせている人と、常に「忙しい忙しい」と言ってせかせかしている人がいるでしょう。業務に余裕のない人は心にゆとりがなく、くり返し環境に不平を漏らしたり、他のスタッフの悪口を言ったりしているかもしれません。

何が違うのでしょうか？

業務をスムーズに遂行するためには、何が必要でしょうか？

事前の連絡がすべて

医療現場では、**自分だけの力でできる仕事は多くありません**。自分が望むタイミングで仕事を行うには、事前に協力を依頼することが最も大切です。現場でスムーズに仕事を進めるには、この「事前の連絡」が最も重要です。

例えば、入院患者に病棟で創部の処置をする、家族に病状説明をする、中心静脈カテーテルを留置する、など、何らかの業務を予定していて、それに看護師のサポートが必要だとしましょう。それなら、**少なくとも1時間以上前には連絡を入れておきます（可能なら前日や当日朝一番に伝えておくとさらにベターです）**。

病棟に到着するやいなや、予告もなく看護師に、

「今から処置するから誰か介助して！」

などと指示を飛ばす人がいますが、これはNGです。すべてのスタッフがそれぞれのスケジュールで動いています。自分の仕事を手伝ってもらいた

いなら、**「相手の時間を奪う」という自覚が必要です**。事前の連絡をしなかったためにサポートが得られず、結果的に自分の好みの時間に業務ができなくなれば、かえって自分が苦労することになります。

もちろん、これは病棟業務に限りません。自分が行おうとしている処置や検査にかかわる技師などのスタッフに対しても、事前に連絡を入れておき、お互いの都合のよい時間をすりあわせておきましょう。

いつも業務がスムーズな人は、こうした事前連絡を怠りません。その結果、他のスタッフから適切なサポートが得られ、自分の労力を減らすことができているのです。

補給の準備が仕事の質を左右する

いつも「忙しい」人は、エネルギー補給も苦手です。たいてい、夕方くらいに食事を摂り始め、

「今日は忙しすぎて昼食も食べられなかった！」

と不平を言っています。何も知らない医学生から、

「早めの夕食ですか？」

などと言われ、「昼飯だよ！」と色をなして怒ったりします。

仕事のできる人は、**適切なタイミングでのエネルギー補給を怠らない**ものです。空腹を我慢して仕事を続ければ、業務のパフォーマンスが落ちることを知っているからです。

ここでも事前の準備がものを言います。忙しくて食事にまとまった時間が確保できないと予測されるときは、ほんの1，2分で摂取できるおにぎりやパン、カロリーメイトなどを準備しておくのがオススメです（長時間の手術や処置などで1分の隙もなく連続的に仕事があるケースは除きますが）。

普段から昼食を抜いていて、それでも仕事に何ら影響がない、という省エネ体質の人ならともかく、自分の準備不足のせいで「ご飯が食べたいのに食べられない！」とイライラする人にはならないようにしましょう！

時間を守ろう

時間を守るのが苦手な医師が多くいます。

私たち医師は仕事の特性上、患者の急変など突然に予定外の業務が入ることが多く、日頃から時間を守るのが難しいためか、**徐々に遅刻に慣れきってしまう**のです。「時間を守る」という社会人として最低限のルールを忘れてはいけません。患者家族と会う約束に遅刻し、企業の担当者との打ち合わせに遅刻し、挙げ句、職場の会食にもいつも遅刻する。そんな常習犯にならないようにしましょう。

やむを得ず時間を守れないことがあるのは当然として、「時間を守れるときはきっちり守る」という意識は大切です。「あの先生はどうせいつも遅刻するから」と思われてしまうと、相手も時間通りを目指そうとしません。結果的に余計な待ち時間が発生し、業務の遂行が滞ります。

一方、**punctualな人に対しては、周囲もpunctualに振る舞おうとします**。「あの先生はいつも時間通りに対応してくれる」というイメージがあると、自然と「待たせないようにしよう」と周囲は意識します。結果的に、自分の業務がスムーズに遂行できるようになります。

時間にルーズな社会人は、ゆっくりと信用を失っていきます。たとえ予定が常に読みにくい医療現場であっても、それは同じです。

Column

気を付けたい患者対応

みなさんの周りには、患者を馬鹿にしたり、ネタにしたりする先輩医師はいないでしょうか？

例えば、精神疾患の患者を「プシ」「プシコ」などと蔑称で呼んだり、急性アルコール中毒で受診した患者をぞんざいに扱ったり、生活保護を受けている患者を上から目線で見下す発言をしたり…。

このような対応をする人は、医師として、いや一人の大人として倫理性が疑われますので、決して真似をしないようにしましょう。

確かに、救急外来で勤務している際など、忙しいときほど陰性感情は膨らむものです。

「なぜこんな遅い時間に酔っ払って受診するんだろう…」

「なぜこんな軽い症状で救急車を呼ぶんだろう…」

「救急外来では何もできないのに、なぜ何度も同じ症状で受診するんだろう…」

疲弊すればするほど胸中でネガティブな感情が渦巻き、これが患者に対する不適切な態度となって現れる人が多いのです。

しかし、どれだけ心中穏やかでなくとも、表には一切出さず淡々と診療するのがプロというもの。そういう医師の真摯な姿を、見ている人は見ています。

残念ながら、プロ失格の患者対応をしてしまう先輩の影響を受け、似たような言動の若手が量産されるという悲しい現実があります。

みなさんは、あくまでプロと呼ばれるに相応しい、大人として恥ずかしくない医師を目指しましょう。そのためには、自身のアンガーマネジメント、感情のコントロールも、臨床研修中に磨くべきスキルと捉えるとよいでしょう。

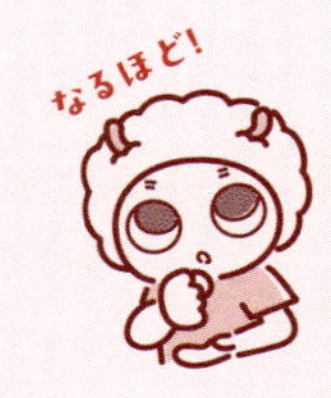

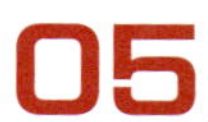

知識が身に付きやすい今が学びのチャンス

みなさんの医師人生のなかで、**まとまった勉強時間が取れる時期は研修医時代を除けば意外とありません**。学年が上がるごとに日々の業務が増え、ゆっくり教科書を読む時間を確保するのも難しくなってきます。研修医の間に十分な現場経験を積むのはもちろんのこと、教科書から学んだり、講義を聞いたりして学ぶ時間を意識的にとることも大切です。

研修医時代は最も知識が定着しやすい

学生時代に比べると、研修医の間は知識が定着しやすく感じると思います。なぜかというと、診療のなかの**実体験と知識が直接結びつく**からです。

例えば、

「担当患者の低Na血症に対してアセスメントが適切にできなかった」
と悔しい思いをしたら、その実体験から、「電解質と輸液」の勉強が自分には必要であることに気付き、これを学んで次の機会に実践できます。

例えば、

「救急外来で診た外傷患者に適切な対応ができなかった」
という実体験があれば、「外傷初期診療」の勉強が必要だと気付けるので、これが効率的な学びにつながります。

「不足への自覚」は、勉強への最大のモチベーションになります。

逆に言えば、現場で疑問を感じたときは、最も知識が定着しやすいタイミングだと考え、早めに勉強してカバーすべきです。「まあよくわからなかったけど何とかなったからいいや」と勉強せずにいると、知識が定着する絶好の機会を逃すことになります。

研修医時代、みなさんの頭はたくさんの水を吸収できる乾いたスポンジの状態です。長い人生において、**学んだことが最もスムーズに定着しやすい時期**だと考えてください。今後、こういう時期はなかなか訪れませんよ。少し無理をしてでも、現場で必要だと感じた知識を、そのタイミングで学ぶようにしましょう。

学びの時間を確保する

研修医時代は学習の時間が取りやすい、と書きましたが、とはいえ慣れない業務が続き、精神的な疲労もあるなかで、勉強のモチベーションを保つのが難しいと感じる人も多いと思います。私も研修医の頃は、今より労働環境が悪く、24時間一睡もせずに連続勤務などが普通にあった時代です。心身ともに疲労困憊、という日も少なくなく、帰宅後は泥のように眠りたい日もありました。

しかし、日常業務に忙殺されるのはもったいない。そう思い、私は研修医時代、1日に最低1時間、自宅学習の時間を設けていました。**自宅学習を一つのルーチンワークにしていた**のです。もちろん、もう少し長い時間が取れる日もあれば、やむを得ない事情で時間が取れない日もありましたが、自宅学習を1日のルーチンにすることで、「やらないと何となく気持ち悪い」という心理状態にもっていくことに成功しました。

『レバレッジ時間術』(幻冬舎)[1]という本の中で、

「インプット(自己投資)の時間は放っておくとどんどん侵食される」
「だからまず、これらをスケジュールに書き込んで天引きする」

という記述があります。この「天引き」という表現、実に言い得て妙です。**最初から「天引き」してしまう**。その点では、積立投資（第5章参照）と同じです。他のタスクに侵食されない時間として最初から設定しておく、というわけですね。

インプットのチャンネルは相性にあったものを

ここまではインプットの一例として「教科書を読むこと」を挙げてきましたが、必ずしも、それだけにこだわる必要はありません。私たちの研修医時代に比べ、みなさんが生きる今は、遥かに多くの学習チャンネルがあります。

オンライン勉強会や、医療系企業のウェブコンテンツは、重要なインプットのツールになりえます。本だけでなく、著名な先生のブログやSNSの発信も大切な情報源でしょう。私たちの頃にはなかったようなチャンネルを使いこなし、自分にとって相性のいい方法で勉強するのがオススメです。多少お金がかかるかもしれませんが、研修医の頃は大切な自己投資と思って、良いものはどんどん活用しましょう。

参考文献

1）「レバレッジ時間術 ノーリスク・ハイリターンの成功原則」（本田直之／著），幻冬舎，2007

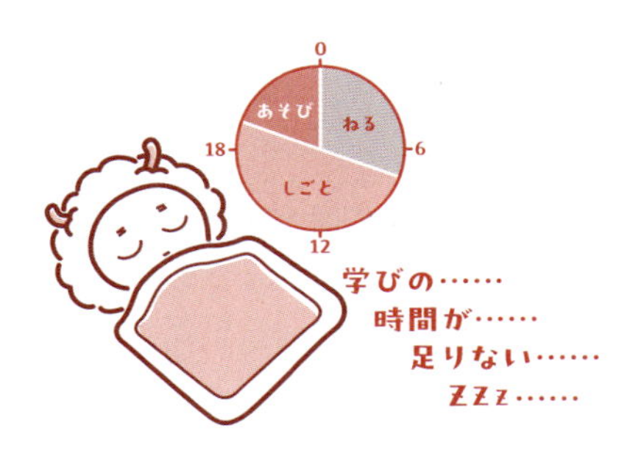

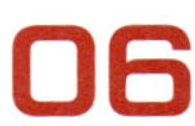

医療現場でのクレーム対応

研修医になって医療現場に出たときまず驚くのは、医療スタッフが患者やその家族から**クレームを受ける事例がよくある**ということです。理にかなったクレームもありますが、なかには医療スタッフが大声で怒鳴られたり、暴力を振るわれたりなど、理不尽な攻撃を受けることも少なくありません。

医療を利用する人は、心身に何らかのストレスを抱えており、冷静な会話が難しくなっている人も多くいます。こうした背景もあり、医療現場では医療スタッフと患者間でのトラブルがよくあるのです。

理不尽な攻撃を受けたら

医療現場でクレームや理不尽な攻撃を受けたとき、どうすればいいのでしょうか？

一般的に、病院にはこうしたトラブル時のマニュアルが用意されています。トラブルに巻き込まれる前に、どのような手順で対応すべきなのか、あらかじめチェックしておきましょう。具体的には、専用の番号にコールする仕組みになっていたり、専門の職員に対応を任せたりなど、対処法が決まっているはずです。

原則、組織の末端にいる**研修医が現場で喧嘩をしても、何も解決しません**。これは相手にとっても同じで、現場で忙しく動き回っている研修医を感情的に怒鳴りつけたところで、自分の期待した見返りが得られることはないでしょう。ただお互いに疲弊するだけです。

病院に対して何か不満がある患者には、その不満が職員に周知される方法を教える必要があります。すなわち、**訴えるべき窓口を紹介する**のが、組織の末端にいる私たちの仕事です。投書という形でクレームを伝えることができる病院も多くあります。こうしたシステムがある、ということを淡々と伝えることが大切です。

くれぐれも感情的に反発しないようにしましょう。

心理的に落ち込まないように

学生時代には経験したことのないような理不尽な攻撃を受け、精神的に疲弊してしまう人がいます。攻撃的な言動を真正面から受け、心に傷を負ってしまうのです。

前述した通り、医療現場で私たちが相手にする人の多くは、心身ともにストレスを感じている方々です。余裕のなさから、思わず声を荒らげたり、攻撃的な物言いになったりすることはよくあるものです。私も研修医の頃に患者から怒鳴りつけられ、数日間引きずったことがあります。しかし、その患者が病気から回復すると、別人のように丁寧な対応をしてくれるようになり、**いかに病気がその人を変えてしまったのか**を思い知りました。

医療現場では、患者は家族や友人ではありませんから、**一定の距離を置いて接する**必要があります。相手の一挙手一投足に感情を動かさず、プロフェッショナルとして淡々と接することが大切だと思います。

辛いときは、**上級医に相談**しましょう。患者の担当を代えてもらったり、上級医と一緒に担当してもらったりするなど、対策を講じてもらうのも一つの手でしょう。

医療現場で使える オススメ時短術

みなさんは、日頃から時短術を心がけていますか？

白衣のポケットを利用したり、電子カルテの機能を利用したりなど、さまざまな方法で「時短」しましょう。研修医時代は、自らの知識と技術を磨くための時間を最大限確保することが大切です。単純作業に要する時間を減らし、日常業務を効率化しましょう！

参照することの多い資料の管理

日常診療で参照することが多いと感じた情報は、**常に瞬時に見られるよう準備しておきましょう**。

例えば、抗菌薬をオーダーする際、腎機能に応じた用量調節を確認する機会が多いと感じたなら、参照しやすい形式で白衣のポケットに入れておく、といったパターンが好例です。サンフォードをそのままポケットに入れる人もいれば、プラチナマニュアルのようなポケットタイプの参考書を入れる人もいるでしょう。スマホにアプリ版を入れるのも一手です。

クレアチニンクリアランスなど、**日常的に計算する機会が多いものはスマホアプリ**を使いましょう。私が研修医の頃は今ほどスマホアプリが充実していなかったので、教科書やガイドラインの必要なページをコピーしてノートに貼り付け、ノートをポケットに入れておくようにしていました。実はいまだに、「ノートを作成する作業自体が勉強につながる」という考えから私は紙媒体を手放さないのですが、これもきっとオジサンの発想だと思います。今の医学生、研修医は、タブレットにPDFを入れて保管している人のほうが多いでしょう。

「困ったらスマホでググればいい」と思う人がいるかもしれませんが、参照頻度の高い情報については、「**ググる数秒が惜しい**」と考えましょう。日常的な「時短」が積もり積もって、効率のいい働き方、ミスの少ない業務につながります。研修医として働き始めたら、まずは「**参照頻度の高い情報は何なのか**」を考えてみるとよいと思います。必ずしも医学的な知識ばかりではありません。よく電話する部署の電話番号や、よくオーダーする特殊検査の申し込み手順などは、「毎度調べることは罪」と思うくらいがちょうどいいでしょう。

なお、どんな情報も、**オフライン環境で閲覧できるように**しておくことが大切です。病院内で電波の弱いエリアがある場合に備えておきましょう。

よく使う道具を白衣のポケットに入れておく

ローテートする診療科でよく使う道具は、常に白衣のポケットに入れておきましょう。必要な道具は科によって異なりますが、例えば、ペンライトや打腱器などの診察器具から、サージカルテープのような消耗品まで、使用頻度が高いものを選びましょう。

なお、**自分用の印鑑**は早めに買ってポケットに入れておくとよいでしょう。医療現場では、印鑑を必要とされる書類がいまだに驚くほどたくさんあります。施設によってローカルルールは異なると思いますが、診断書や各種同意書、保険関連書類の作成、業務関連の事務手続きなどに、依然として印鑑は必要です。私は、いつもシャチハタを持ち歩いていますが、ボールペンと印鑑が一体となった道具を持ち歩く人もいます。経験上、医療現場で「シャチハタNG」で困った機会はありませんので、シャチハタで何ら問題ないでしょう。

自分用のセット作成

よくオーダーする輸液メニュー、処方の組み合わせ、指示などは、電子カルテシステムを利用してセット作成しておくとよいでしょう。人によって好みは違うため、自分がよく使う、と感じたセットを自分なりに作っておくのがオススメです。セットからオーダーすることで、**毎回頭を巡らせる手間が省けます**。

セットを利用すると、全く頭を使わずにオーダーすることになり、治療法などが記憶に定着しないという意見があるかもしれません。これについては、セットをオーダーする際、改めて「**目の前の患者さんにはこのオーダーでいいか**」を逐一考える癖をつけておけばよいだけです。「セットを使うと記憶に定着しない」という人は、セットを使わなくても同じくらい記憶に定着しないでしょう。それなら業務を効率化するほうが自学の時間が増え、自分にとってプラスは大きいはずです。

みなさんは今後、専門性が狭くなっていくにつれ、同じ疾患の患者を頻繁に診ることになります。例えば私なら、手術前や入院時、同じ説明を同じ手順でくり返すことになるため、説明時にカルテに書く文面もセットに入れ、それをコピーペーストしています。もちろん患者に応じて多少のカスタマイズは必要ですが、イチから文章を打ち込むよりはるかに効率的です。初期研修医の場合は、救急外来で似た症候の患者を診る機会がきっと多いでしょう。そう感じた場合は、**カルテ記載内容をセット化**してしまうのも一つの手です。

「何度も似たような記事を書いているな」と思った瞬間に、テンプレ化を試みましょう！

4章

キャリア形成

意外に教わらない業績管理の方法

研修医になると、医学知識や処置の技術、学会発表の仕方、論文の書き方など、多くのことを先輩医師から学びます。ところが、「自分の業績を管理する方法」については、**極めて大切**であるにもかかわらず意外に教わる機会がありません。私は、これから医師としてキャリアを歩もうとしているみなさんには「定期的な業績の管理」を習慣にしてほしいと思っています。

では、なぜ業績の管理が大切か、という話から始めましょう。

業績管理の目的

医師としての「業績」とは何でしょうか？

「業績」の意味する範囲は診療科によって異なりますが、一般的に共通するのは、「論文」と「学会発表」です。つまり「業績を管理する」を具体化すると、「**これまでに自分が発表した論文や学会発表をリスト化する**」になります。

なぜリスト化が必要なのでしょうか？

まず一つは、**専門医等の資格申請の際に必要**になるからです。どの診療科に進むにしても、キャリアのなかでさまざまな専門医資格の取得を目指すことになります。多くの場合、申請の際に当該領域の論文や学会発表のリストの提出が必要です。例えば、「感染症学会専門医の申請には、感染症関連の論文○本と学会発表○件が必要」といった具合ですね。

論文は「筆頭」と「共著」の別を問われる場合もありますので（「筆頭

○本が必須」「共著でも可」など資格によってさまざま)、それぞれをまとめておかなければなりません。さらに、学会発表の経験は、証拠書類の提出が必要になるケースも多くみられます。一般的には「申請者の名前と発表日、抄録本文がわかる部分のコピーやスクリーンショット」が証拠書類になります(学会によってはサイト内で登録可能なこともあります)。

こうした業績は、**専門医申請の段になって慌てて集めようとすると、大変な労力を要します**。特に学会発表は多く行うので、「自分がいつどんな発表をしたか」は数年経つと忘れてしまいます。また、過去の抄録集を捨ててしまって、いざ提出が必要になった際、抄録が手元になくて証拠書類が入手できない、という事態もありえます。日常診療が忙しいなかで、過去の業績を探し回るという煩雑な作業に手を取られてはいけません。学会発表のたびにリストを更新しておくほうがはるかに効率的です。

論文も同様です。自分が筆頭著者である論文ならまだしも、共著者として自分が入っている論文は、リスト化しておかないと案外忘れがちです。まだ筆頭論文を書いたことのない研修医でも、上級医が書いた論文の共著者に入っていることがあります。

業績管理の目的は他にもあります。例えば、勤務先を変えたり、留学したり、後述(第4章-5)する助成金(グラント)申請をしたりなど、自分の業績を提出しなければならない場面はたびたび訪れます。**業績リストは、医師としての履歴書の一部です**。履歴書が必要な場面は、医師人生でこれから何度もあります。

研修医の頃から業績を定期的にまとめる習慣を付けておくのがよいでしょう。

業績をどのようにリスト化するか

では、業績をどのようにリスト化するのがよいでしょうか? これにはいくつかの方法があります。

①WordやExcelを使う

最も簡単な方法です。学会発表であれば、演者名、演題タイトル、発表年月日、発表学会名を書きます。論文であれば、著者名、論文タイトル、雑誌名、号、出版年、掲載ページを書きます。これをWordやExcelに記載しておき、新たなものが増えるたびに追記します。私はWordで管理していて、論文が出版されるたび、あるいは学会発表の演題が採択されるたびに、すぐに更新しています。

業績の提出が必要になった際、ここからコピーペーストで貼り付けるなどすれば、あっという間に対応できます。

②researchmapを使う

「researchmap」は、ウェブ上での業績管理を目的としたサイトで、科学技術振興機構が無料で提供しています。マイページを作って、簡単に自分の業績をリスト化できます。国内30万人以上の研究者が使っている便利なサイトです。自分の職歴、学歴、受賞歴、獲得した助成金等、論文や学会発表以外の履歴も一括して登録できますので、このマイページ自体が自分の履歴書になります。早めに作っておくのがオススメです。

researchmapは、自分のための業績管理のみならず、他者への一つの**発信ツールにもなります**。researchmapには、研究者のデータベースという側面があるからです。例えば、「山本健人という医師は、一体どんな経歴の持ち主なんだろう、どんな論文を書いているんだろう」と思った人は、researchmapに行って「山本健人」を検索すれば、私の業績を確認できます。こうして自分の業績を発信することで、組織に採用してもらう際の武器になったり、新しい人間関係が生まれたりするのです。

③Google Scholarを使う

論文の管理については、Google Scholarを使うのがオススメです。researchmapと同様に自分の論文をリスト化できます。Google Scholarの利点は、「自分の論文が何件引用されたか」「どんな論文に引用されたか」が一目でわかることです。

論文を書くことの大きな意義は、他の研究者がその論文を参照し、自分の論文内で引用することで、研究や診療に活かせる点にあります。自分の書いた論文が、遠く離れた海外の医師に引用されていたり、その引用件数が年々増えていったりする様子を見ることは、学術活動のモチベーションになります。自分の行いが、世界で役に立っているという小さな誇りを抱けるからです。

業績を管理することで得られるもの

業績管理をもう少し大局的な観点で見れば、「自分の歩んできた道を振り返ること」も、その重要な目的と捉えることができます。

実際、リアルタイムで自分の業績を積み重ね、これを可視化していると、「自分がどのくらい頑張ってきたのか」が一目瞭然でわかります。逆に、「この年はもう少し学術活動を頑張ればよかった」とネガティブに振り返り、将来に活かせることも多々あります。

未来のキャリアを良くするには、「**質の高い過去の振り返り**」が必須なのです。

専門医取得のために知っておきたいこと

医師としてキャリアを歩むうえで、専門医資格の取得は欠かせないステップです。もちろん、「資格がないとできない医療行為」は極めて少なく、「資格があれば給与が増える」ということもめったにありません。「専門医資格など必要ない」と豪語する医師も一部にいます。

しかし、専門医資格を持つことは、**自分の専門性を明確にし、専門領域で一定のトレーニングを積んだ事実を示すことができる点**で、非常に大切です。他の医療従事者や患者からの信頼にもつながります。

最近多くの患者が、担当の医師の名前をインターネットで検索し、経歴や資格などを確認しています。また、SNSでいろいろな人の投稿を見ていると、「私の主治医の先生は○○専門医と○○認定医の資格を持っているから安心」といった記載を目にすることが増えてきました。インターネット全盛の今は、医療業界がブラックボックスに包まれていた昔とは違い、患者が医師をネット検索し、比較検討できる時代なのです。

では、そもそも専門医資格とはどのようにして取得するのでしょうか？

時代とともに制度は目まぐるしく変わるため、ここでは、研修医のうちから知っておきたい普遍的な事項をまとめてみましょう。

早めに要項を確認しよう

自分の志望科が決まっている人は、その科の先輩医師がどのような資格を有しているか、一度調べてみましょう。例えば私の専門は消化器外科で、10種類の専門医・認定医資格を持っています（感染症科を兼務しているため感染症関連の資格も含みます)。これらのなかには、「外科医であれば持っていて当然の資格」「持っているほうがよい資格」「持っていなくても困らない資格」など、その必要性・重要性に段階があります。先輩医師にその塩梅を聞いてみて、自分が将来取得すべき資格を思い描いてみるとよいでしょう。

なぜ早いうちからこうした調査が必要か、というと、**専門医資格の取得までには「年単位にわたる準備」を要する**からです。

専門医資格取得に必要な工程

専門医資格を取得するための工程は資格の種類によってさまざまですが、一般的に必要となりやすい項目を挙げてみましょう。

①学会加入

当然ながら、専門医資格を与えてくれる学会の会員にならなければなりません。注意すべきなのが、学会加入後、**複数年の会員歴がなければ申請できないケースが多い**ことです。例えば、「学会に加入して3年以上が経過していること」という条件がある学会に未加入なら、それ以外の条件が整っていたとしても、加入してから3年待たなければならなくなります。

専門医資格を取得する可能性が高い学会のホームページを確認し、申請に必要な会員歴を調べたうえで、早めに加入しておくのがよいでしょう。

②学術活動の経験

ほとんどの資格申請に、学術集会参加、学会発表、論文といった学術活動の経験が必要です。必要とされる数は学会によって異なるため、事前に確認しておきましょう。

「学術集会参加」は、「単に参加しただけ」ですから業績とは呼べません。しかし、資格申請のためには**「直近5年間で3回の総会参加」のような条件**があるのが一般的です。

学会発表と論文については、前項第4章-1で解説した通りです。

「どの学術集会での発表が業績として認められるか」は学会によって異

なります。資格を取得しようとしている当該学会の学術集会だけしか認められないケースもあれば、広い領域にわたって複数の学会の学術集会が実績として認めてもらえるケースもあります。

論文についても、**「筆頭1本または共著3本」のような条件**があります。内容にも当然、制約があり、**申請する専門医の領域にかかわる論文を求められるのが一般的**です。例えば、私が持つ内視鏡外科学会の技術認定医という資格は、内視鏡手術にかかわる論文だけしか認められません。どれほど優れた論文をたくさん書いている人でも、内視鏡手術に関連する論文が1本もなければ申請できません。論文は一朝一夕に書けるものではありません。仮に自分が必死に頑張って急いだところで、査読や出版までにかかる時間はコントロールできません。事前にホームページを確認し、「いつまでにどんな業績を揃えておくべきか」を整理しておきましょう。

③セミナーなどの参加

学会が主催する教育セミナーやE-learningの受講が申請に必要となっているケースがあります。毎年の学術集会内のプログラムとして行われるセミナーであれば、**年に1回しかチャンスはありません**ので、受講を忘れないよう注意が必要です。オンラインで受講できるセミナーでも、視聴できる期間が定められているものが多く、受講し忘れると1年待たなければならないことがあります。「申請から直近3年以内のセミナー参加」といった期限の制約が設けられることも多いため、計画的に受講しましょう。

④専門医試験の受験

筆記試験（あるいはCBT）は、ある学会とない学会があります。試験がある学会であれば、年に1回の専門医試験を受験し、これに合格すれば専門医として認定されます。合格率は学会によってさまざまです。

医師といえばペーパーテストが得意な人が多いものですが、とはいえ医学生の頃とは忙しさが違います。日常的な診療業務の合間に試験勉強をしなければならないからです。学力のある人でも、計画的に準備しなかったせいであっさり落ちてしまう事例を私はこれまで何度も見てきました。こうした背景もあって、多くの医師は、**日常業務に余裕のある学年で専門医**

申請を行いたい、と考えます。例えば、大学院に在籍中の４年間で複数の専門医試験を受けるケースもよくあります。

ところが、そういう「適齢期」になってはじめて、実は「会員歴が足りない」「論文が１本足りない」「教育セミナーの参加証が期限切れ」と気付く事例がよくあります。専門医資格は、結婚や出産などのライフイベント、留学や大学院への帰学などのキャリアの転換期を勘案しつつ、**計画的に取得していく必要があります**。早いうちから先を見据え、「今やるべきこと」を逆算して動くのが理想的です。

私自身は、取得予定の専門医資格をExcelに書き出し、それぞれに必要な条件をまとめ、年単位での計画を立てていました。資格申請のための条件は、学会ホームページで簡単に確認できます。まずは、情報の整理から始めてみましょう！

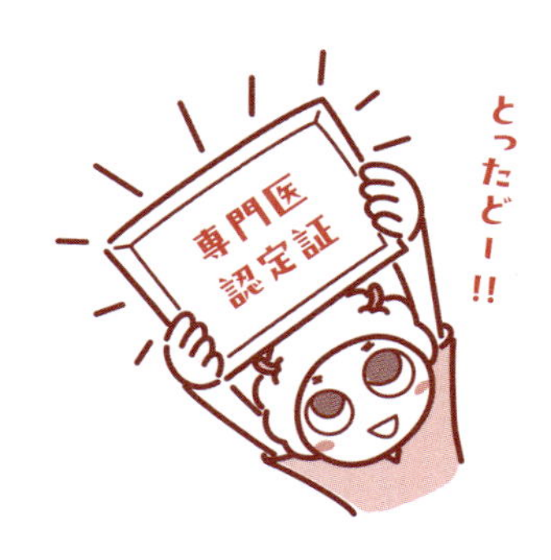

病院見学のススメ

みなさんは、初期研修を終えた後の勤務プランを決めていますか？

卒後3年目以降に他の病院に行く場合は、卒後2年目から病院見学を始めるのが一般的です。私は初期研修を行った病院でそのまま勤務を継続し、合計5年を同じ病院で過ごしました。これは研修医になった時点で決めていたプランではなく、初期研修2年目で複数の病院を見学して比較検討した結果、決めたキャリアです。

実は、気軽に他の病院を見学できるのは若手の特権です。年をとるにつれて、簡単に他の病院を見学しづらくなるためです。欠勤によって日常業務に穴を開けたときの周囲への影響は、年をとるにつれて大きくなります。また、それなりのポジションを持つ人が他病院を見学するとなると、そこには妥当な理由が必要になります。見学を受け入れる側としても、部外者に内情をオープンにするわけですから、「なぜ見学に来るのか」は明確にしてほしいと考えるでしょう。

一方、研修医であれば、「将来の勤務先として考慮している」の一点だけで（本当はそれほど上位の候補に入っていなくても）、気軽に病院見学を打診できます。**病院によって勤務環境は大きく異なります。**初期研修を受けた病院でそのまま研鑽を続けるのか、他の施設に異動するのかを決めるには、やはり病院見学が欠かせません。

病院見学の注意点

他の病院に見学に行くときは、まず所属長に許可を取った後、見学先に打診しましょう。病院見学は随時ホームページから受け付けているのが一般的です。

見学前に事務の方や相手先の所属長などとメールでやり取りするときは、自分の素性（卒業年、現在のポジションなど）を明らかにしたうえで、見学したいと考えた理由を簡潔に述べましょう。

当日は、相手側から特に指示がない限り、**スーツで行くのが望ましい**でしょう。近年は、カジュアルな服装でも問題にならないことが多いと思いますが、必ずしも相手がリベラルな考え方の持ち主とは限りませんし、あえて私服で行くメリットも見当たりません。いずれにしても相手側は、次年度に採用すべき人材かどうか「品定め」する可能性がありますから、初っ端から悪い印象をもたれないよう気を付けましょう！

病院見学のチェックポイント

①人間関係

人間関係の良し悪しを見ましょう。たった1日では見抜くのが難しいポイントですが、短時間の見学でもギスギスした関係が垣間見える病院は、それ以外の点がよくても避けたほうがよいでしょう。

アドラー心理学には「人間の悩みはすべて対人関係の悩みである」という概念があります。職場での人間関係が悪いと、何もかもが上手くいかず、常に心理的なストレスを抱えて毎日を過ごすことになります。これでは知識や技術の研鑽も上手くいきません。見学の際には、学年の近い医師が院内を案内してくれることが多いはずです。その医師に、それとなく職場内の人間関係について尋ねてみるとよいでしょう。

②同年代の医師の働き方、忙しさ

同年代の医師がどのような働き方をしていて、どのくらい忙しくしているかをチェックし、それが自分の好みに合致するかどうかを確認します。外科系であれば、若手がどのくらい手術に参加し、どのくらい執刀しているかを見る必要があるでしょう。内科系では、同年代の医師がどのくらい診療を担っているのかを見てみましょう。

また、当直やオンコールの回数、労働量や勤務形態、当直の際に先輩医師からどのくらいサポートが得られるかは知っておきたい項目です。加えて、学会発表や論文執筆等の学術活動にはどのくらいサポートが得られるか（学会出張はどのくらいできるか、金銭的な補助はあるのか、など）も聞いておくと安心です。

以上のような事項は、同年代の医師に直接尋ねてみるのがオススメです。

なお、給与面はホームページの採用情報に書いてあるのが一般的ですが、超過勤務をどのくらい付けているか、有給休暇をどのくらい使えるかなど、勤務の実際は直接尋ねなければわからないことが多いと思います。

③診療の質と症例数・バランス

知識や技術を研鑽するうえで、診療の質や症例数、症例のバランスが重要になるのは言うまでもないと思います。症例数等の実績は病院のホームページに公開されていることも多いので、事前に確認しておきましょう。そのうえで、病院見学時にカンファレンスや回診に参加し、実際の全体像をつかめるとよいでしょう。

④試験対策情報

採用試験をクリアした先輩医師に、試験対策の方法をしっかり聞いておきましょう。ペーパー試験があるのか、面接だけなのか、過去問はあるのか（もらえるのか）などは知っておかなければなりません。なかには、医学知識を問う試験や英語の試験が採用試験に含まれる病院もあります。

ちなみに私が受けた採用試験は、英語と小論文でした。英語の試験はマークシート型であることが事前にわかっていたので、半年以上前からTOEICを受け、対策しました。採用試験のタイプによって必要な対策も異なります。早めに確認しておきましょう。

⑤会話のネタを準備

会話に困ったときのために、見学先の病院に関する「ネタ」を準備していくのがオススメです。

例えば、その診療科から出ている論文を読んで、あるいは学会発表を聞いてこんな感想をもった、自分はこう考えた、といった話はきっとよい印象を与えるでしょう。あるいは、その病院が売りにしている機能、設備、専門性なども知っておくと、話題にしやすいでしょう。これらには、「自分がなぜこの病院を見学したいと思ったか」の答えの一端があるはずだからです。

なお、自分のかつての先輩や後輩が見学先に勤務していたら、その件を話題にしてみてもよいでしょう。ただし、その医師の病院における位置付けが不明な場合は避けたほうが無難なこともあります。万が一、その知り合いの医師が院内で大変評判が悪かったりすると、自分の評価も下げかねません。この点は少し注意が必要でしょう。

見学者として心得ておくこと

「他の病院から医師が病院見学に来る」となると、病院側は誰か一人、その相手をする医師を用意しなければなりません。これは、いつもの日常業務に加えて、「見学者の案内」という大きな仕事が1つ増えることを意味します。対応する側としては、結構忙しい1日になります。見学者としては、「自分が相手の貴重な時間を奪っている」という自覚を忘れず、謙虚な姿勢で深い感謝の気持ちをもって接しましょう！

医局所属のメリット・デメリット

初期研修の２年間を終えた後は、医局に所属する医師と、所属しないキャリアを選ぶ医師に分かれます。どちらがいいのでしょうか？

これについて明確な答えはありませんが、それぞれのメリット・デメリットに関する情報を十分に得たうえで決断してほしいと思います。

ここでは、医局についての基本的な知識を書きます。なお私は大学医局に所属する身ですので、この項目は医局に所属しない複数の医師からの情報を得たうえで書いています。また、一口に「医局」と言っても大学によって方針はさまざまです。ここでは私自身の経験に基づいて書きますが、みなさんが所属を検討している大学にどのくらい外挿できるかは、先輩医師に確認が必要です。

医局が存在する意義

国民皆保険制度のある日本において医療はインフラですから、全国あまねく等しい水準の医療が提供されることを目指す必要があります。そのためには、都市部の病院も、地方の病院も、**可能な限りバランスの取れた人材配置**がなされなければなりません。

もし、すべての医師が自分の好きなところで自由に働ける権利を持てば、医師の偏在は避けられず、医療難民が続出してしまいます。大学医局が人事権を持つことの意義はここにあります。一般企業が各地に支社を持ち、定期的に人材を派遣するのと同じですね。「顧客」は全国各地にいるのですから、それが自然ななりゆきです。

キャリアプラン

大学医局にいることの最大のメリットは、どんな将来像を描いても、**ロールモデルとなる先輩がいる**ことです。専門医資格の取得や留学、研究、学位の取得など、自分のキャリアプランに悩んだとき、同じ悩みを経験したことのある仲間に相談できる安心感は大きいでしょう。また、専門医取得に向けて、各医局員が**バランスよく修練を経験できる**ことも、医局のメリットと言えます。

医局に所属しなければ、こうした後ろ盾がなく、自力で道を切り開かなければなりません。キャリアに行き詰まったときは、人材派遣企業のエージェントに頼ることができますが、具体的なロールモデルとなる先輩に相談することに比べると、解像度はどうしても低くなります。

裏返せば、**自分のキャリアを自分の思うままに描ける**のは、医局に所属しないことのメリットと言えます。自分がどちらに向いているかを十分に考えて決めるとよいでしょう。

就職活動の負担

医局に所属していれば、**勤務先は医局の方針で決まる**のが一般的です。自力で就職活動をしなくていいのは楽ですし、これは医局のメリットと言えますが、これは裏返せばデメリットにもなります。

医局に所属する医師の勤務先の選択肢は、一般的には大学関連病院です。大学によって事情は異なると思いますが、関連病院の数の多寡によって選択肢が左右されるのは、医局のデメリットと言えるでしょう。

一方、医局の手助けなしに、医師が独力で就職活動をする場合は、民間の人材派遣企業に登録して勤務先を探すのが一般的です。医局に縛られずに**自分で好みの勤務先を選べる**ことはメリットですし、給与面の希望が叶う可能性も高いでしょう。

一方、各地域の基幹病院の多くは、大学医局が人事権を持っています。

長い歴史のなかで、大学医局はその医療圏の中核を担う病院に人材を送り続けてきた経緯があり、各病院との安定的な人材交流が確立しているのです。こうした病院を、医局に所属しない人が選択肢に入れるのは、一般的には難しくなります。

また、特に高度な症例は、こうした基幹病院に集約される傾向にありますので、医局に所属するほうが**安定して幅広い症例経験を積める**と言えます。これは、医局に所属するメリットです。

セミナー等への参加

医局員の教育も大学医局の重要な使命です。したがって、医局主催のセミナーが頻繁に開かれ、医局員がこのセミナーに参加することで知識をアップデートしたり、医局員同士のつながりを深めたりできます。これは医局に所属する医師の武器だと言えるでしょう。

大学は教育機関でもありますので、長年かけて教育のノウハウが蓄積されています。これを利用し、指導力やマネジメント力といったスキルを得られるのも、医局のメリットと言えます。臨床のみならず、研究や教育方面のキャリアの選択肢があるのですね。

ただし近年は、医局に所属していない医師でも、さまざまな企業が主催するウェブセミナーに参加できる時代になりました。セミナー等への参加が、**必ずしも医局に所属する医師のみが享受できるメリットとも限らない**点には注意が必要です。

大学医局が、こうした修練面でのサポートをどのくらいしてくれるのかについては、大学によって異なります。先輩に聞いてみて判断するとよいでしょう。

くり返しますが、**大学によって医局の性質は大きく異なる**ことがあり、ここに書いたことが一般化できるわけではありません。みなさんが入局を検討している医局がどのような性質なのか、所属する前に先輩医師に相談し、情報を整理するとよいでしょう。なお、医局に所属しない医師から医局のメリットは聞けませんし、医局に所属する医師からは、医局に所属しないメリットは聞けません。誰に相談するかによって得られる情報が異なり、その内容に偏りが生じる点には留意が必要でしょう。迷う人は、複数の意見を参照し、できるだけニュートラルな判断を心がけ、後悔のない選択をしてほしいと思います。

もちろん、私を頼ってもらっても構いません。私の所属する京都大学消化管外科の医局は、自由な学風を背景に、一人ひとりの希望や特性を尊重した働き方を大事にする風土が特徴です。関心をもたれた方は、ぜひご連絡ください！

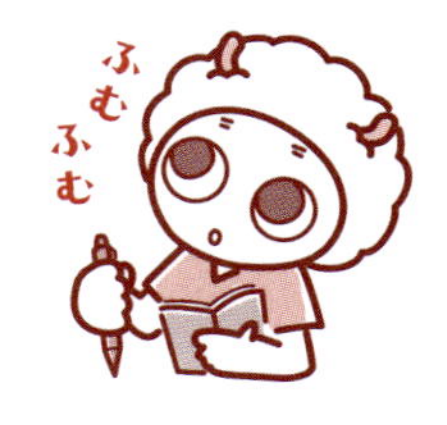

Column

開業医と勤務医の違い

病院で勤務医の仕事だけをしていると、開業医の仕事の実態を知る機会はなかなかないでしょう。しかし、自分のキャリアを考えるうえで、勤務医と開業医を比較し、それぞれのメリットとデメリットを検討するのは大切なことだと思います。

私には仲の良い開業医の友人が数人いて、仕事についてディスカッションする機会がよくあります。ここでは、それぞれの金銭面のメリット・デメリットを書いてみましょう。

友人たちからよく聞く開業医のメリットは、「診療した分だけインセンティブが返ってくること」です。

勤務医は基本的に、超過勤務以外の収入は、どれだけ働いても一定額です。それに比べれば、たくさん働いた分だけ収益が増えるのは開業医の大きな魅力で、やりがいになります。自分以外の誰かに給与を決められ、それに異議を唱えることは原則できない勤務医と違い、開業医は自分や従業員の給与を決められます。まさに経営者の特権です。

一方、彼らが言う勤務医のメリットは、「たとえ暇でも給与は下がらない」という点です。開業医は、集患が上手くいかず、診療する患者が減れば、自分の実入りが減ってしまう。勤務医より遥かにシビアです。開業医のメリットは、裏を返せばデメリットにもなりえるのです。

他に勤務医が開業医より有利な点として、福利厚生があります。例えば、家賃補助や診療費補助、学会出張手当など、病院によってその手厚さは異なるものの、勤務医には給与以外に支給される補助があります。開業医はむしろ、従業員の福利厚生に対して身銭を切る立場です。

勤務医の社会保険もまた、重要なメリットです。社会保険とは、「健康保険」「介護保険」「厚生年金保険」「労災保険」「雇用保険」の総称で、ざっくり言えば、病気や怪我のリスク、加齢（によって稼げなくなること）のリスク、労災や退職へのリスクに備えられる制度です。いわゆる「勤め人」は勤務先を介して社会保険に強制的に加入し、保険料は給与から天引きされますが、その分いざというときに生活が守られます。

さらに、勤務医には退職金があります。開業医はむしろ、従業員に退職金を払う立場です（転勤の多い勤務医であれば、退職金は雀の涙ほどしかもらえない代物ですが…）。

他にも、開業医と勤務医の金銭面における違いは、ここには書ききれないほどたくさんあります。いずれにしても、人生は一度きり。いろいろな人との出会いを通してキャリアに関する情報に触れ、さまざまな可能性を考慮したいものです。

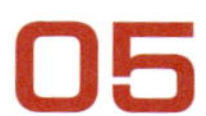

学術活動にかかるコストとグラント（助成金）

ここまで論文や学会発表のススメを書いてきましたが、実はこうした**学術活動にはお金がかかります**よね。病院が（一部を）負担してくれるところもあれば、医師のポケットマネーになるところもあります。残念ながら、金銭的な負担のせいで学術活動に積極的になりにくいと考える医師がいるのも事実です。

そこで、資金の獲得を目指してチャレンジしたいのがグラント（助成金）です。数多くの財団が毎年申請者を募集しており、採択されれば数十万から数百万の資金を得ることができます。もちろん初期研修医の段階でグラント獲得を考えるのは、いささか気が早いのですが、**知識は早めにもっておくべき**だと私は考えます。私がはじめてグラント申請したのは卒後4年目ですが、グラントについて調べ始めたのは初期研修医の頃です。

ここではまず学術活動にかかる費用についてまとめ、続いてグラントの仕組みや応募のコツを紹介しましょう！

学術活動にかかるコスト

学術活動には具体的にどのようなコストがかかるのでしょうか？

まず**学会発表**には、往復交通費と宿泊費、学会参加費がかかります。旅費は開催地によりさまざまで、学会参加費は1～2万円が相場です。例えば東京大阪間を往復すれば、それだけで交通費は約3万円（現地での移動も含む）、リーズナブルなビジネスホテルに1泊したとしても、参加費を合わせれば優に5万円は超えます。開催地は学術集会の主宰大学が選定しますが、医学部は全国あまねく存在しますから、それなりの頻度で交通アクセスのよくない地方都市が選ばれます。たいてい地方都市への航空券は割高です。もちろん国際学会に参加するとなれば、そのコストは国内の比ではありません（欧米の学会は参加費だけでも日本の数倍はします）。

続いて**論文執筆**です。一般的には投稿前に英文校正に出すため、この費用が2～4万円ほどかかります（語数によります）。また、無事にアクセプトされると、出版費（publication fee）がかかります。出版費は雑誌によって本当に「ピンからキリまで」あります。無料のものもありますが、数万～数十万かかるほうが多く、これまた若手医師には辛い出費です。場合によっては、これに加えて外注費や、データ解析用のソフトを購入する費用など、研究データを得るために必要な費用がかかることもあります。

くり返しますが、学術的なコストを所属施設が負担してくれるところもあります。自腹を切る前に、この辺りのルールを確認しておくのが大切です。

グラントの見つけ方

医師に助成してくれる財団は、とにかくたくさんあります。何年も前から長らく助成事業を行い続ける財団もあれば、新しく助成事業を始めた財団もあります（逆に近年助成事業を終了した財団もあります）。

グラント情報を調べやすいのが、キーエンスが運営する「**e-GRANT**」[1]というサイトです。ここでは、医学に限らずあらゆる分野のグラントを検索することができます。ここから各財団のホームページに飛び、募集要項を確認するとよいでしょう。

募集要項で確認すべきこと

①募集期間に注意

募集のタイミングや期間はグラントによってさまざまで、1年のうち特定の1～2カ月で限定的に募集しているのが一般的です。この期間を逃すと**翌年まで申請できません**ので、狙っているグラントの申請のタイミングを事前にチェックしておきましょう。

②狙い目の助成対象

グラント選びのなかで最も重要なのが「助成対象」です。なかでも**注目すべきは年齢制限**。「40歳以下」のような若手向けのものが狙い目です。当然ながら、年齢の上限が低いほど競争相手が少ないからです。逆に年齢制限がないグラントなら、業績も豊富な年長者と戦わなければならず、勝ち目がないこともあるため注意が必要です。また、博士号を有していることが条件のもの、博士号取得後の年限が決まっているものなどもあるため、こうした条件もチェックしましょう。

なお、財団のホームページにはたいてい「助成実績」のページがあり、過去の採択者一覧が見られます。本名、所属、肩書き、研究テーマが公開されていますので、これを見れば**「自分がどの程度戦えるか」**をある程度知ることができます。大学の教授や准教授クラスのベテランばかりが採択されているグラントに、30代の若手が竹槍1本で挑んでも勝てるはずがありません。

③募集テーマも確認

研究テーマが毎年決められているグラントもあります。その場合は、対象となるテーマと自分の研究テーマが合致するかどうか確認が必要です。

どのように応募するか

グラントの申請書には、以下のような項目を記載するのが一般的です。

- 申請者の略歴（いわゆる履歴書）
- 研究計画
- 業績
- 資金の用途
- 推薦書

略歴には学位の有無や賞罰を書くため、ここで審査員は前提となる力量を確認できます。

研究計画には、自分が想定しているプランを書くことになりますが、求められるボリュームはグラントによってさまざまです。A4一枚程度と短いものもあれば、A4五枚程度まで長いものもあります。

研究計画を書く際は、ある程度**「結果が出つつあること」**をアピールするのがコツです。先行研究に関してすでに学会発表歴がある、論文を出版している、といった経緯があれば、審査員も「資金さえあればさらに研究が進みそうだ」という印象をもってくれます。逆に先行研究がない場合、アピールするのは「申請者の頭の中にある空想」ですので、やや説得力に欠けます。

業績は最も重要な項目です。若手の場合は特に、筆頭論文が数本あれば強力な武器になります。学会発表だけでは物足りません。インパクトファクターにかかわらず、筆頭論文の執筆実績があることが重要です。業績欄がスカスカでは、審査員も「貴重なお金を預けたい」とは考えにくいでしょう。論文なんてまだまだ「数本」も書けるはずがない、と思ったでしょうか？ それはみんな同じです。だからこそ、小さな論文でも、1本でも2本でもあると目立つのです。若手向けのグラントが狙い目、と書いたのはそれが理由です。

資金の用途については、現時点での推測で構いません。研究に必要な消耗品、資材費、ソフトウェア費、学会発表のための旅費、論文執筆のための英文校正費、出版費などを書くことになります。もちろん、研究テーマに関係しない私費の支出は違反行為です。発覚すれば二度と申請できなくなることがあるため、気を付けましょう。

グラントの申請には所属長や院長などの推薦が必要になる場合もあります。推薦書を書いてもらうときに、**「推薦書を書いてください」とだけ頼むのはNG**です。まずは自分で下書きをし、「このような形でいかがでしょうか？」と許可をもらいに行くのが暗黙のルールです。

何より、大勢の部下を従える上司より、自分自身のほうが自分のアピールポイントをよくわかっているでしょう。過剰な自己アピールは抵抗感があるかもしれませんが、ここはしっかり「大風呂敷」を広げましょう。

なお、グラントの申請書の記載方法については、これだけをテーマに何冊も本が出版されています。ここに書いたのはあくまで概要です。特に科研費の申請をはじめて行うときは、専用の教科書を参照するのがよいでしょう。

参考文献

1）「e-GRANT」（キーエンス）：https://www.e-grant.jp/

詳しく知りたい人にオススメの本

・**「科研費獲得の方法とコツ 改訂第8版」**（児島将康/著）、羊土社、2022
→研修医の段階ではまだ早いですが、科研費を申請する時期になったらこちらが定番！

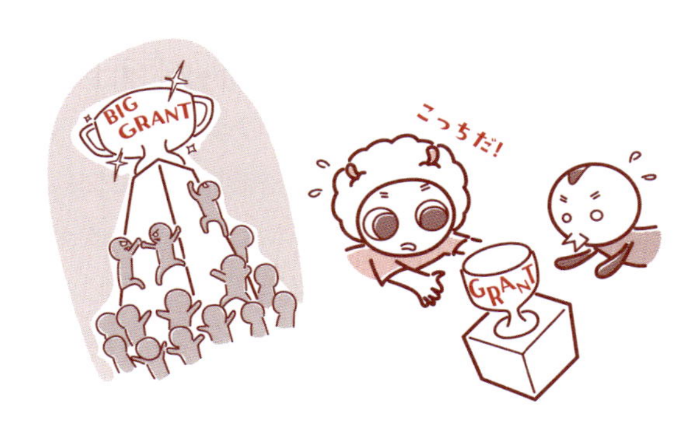

アルバイトについて知っておくべきこと

ほとんどの医師は、人生のどこかでアルバイトを経験します。給与が少なめの病院に勤務する際にアルバイトを経験する医師は多いですし、給与のない大学院生の間はアルバイトで生活費を稼ぐことになります。

医師は、どのようにアルバイト先を選ぶのでしょうか？ アルバイトに関する知識をまとめておきましょう。

アルバイトに関する前提知識

世の中には常勤医師が足りない病院が多くあります。特に地方の病院は慢性的な人員不足です。

かつては、基本的にアルバイトを斡旋するのは大学医局で、医師の足りない病院に定期的に医局員を派遣していました。ところが、2004年に新医師臨床研修制度が始まり、医師が自由に研修先を選ぶようになったことで、大学医局に属さない医師が増えました。

こうした背景もあって、多くの民間企業が転職の斡旋やアルバイトの仲介に参入しました。つまり、人員不足の病院は、大学医局に人材派遣を頼む以外に、民間企業にお金を払って医師を派遣してもらうという手段を用いています。一方の医師は、複数の人材派遣企業に登録し、定期非常勤やスポットアルバイト案件を探せるようになっています。定期非常勤とは、例えば「毎週水曜9時～12時」「毎月第3水曜当直」といった具合に、決まった曜日に定期的に勤務する形態を指します。一方スポットアルバイトとは、特定の日、勤務帯のみの単発のアルバイトのことです。「○月○日当直18時～翌8時○万円」「○月○日　日勤帯9時～17時外来診療○万円」といった具合ですね。

アルバイト先の選び方

アルバイト先を見つける方法は以下の2パターンあります（先輩からの譲渡、知人の紹介といった直接的なコネクションを利用するケースは除きます）。

①大学医局がもつアルバイト先から選ぶ

前述のとおり、多くの大学医局は、歴史的に中小規模の病院の非常勤人事を担っています。そして、毎年大学院生あるいは大学病院のスタッフを非常勤医師として週に数回派遣しているのが一般的です。アルバイト先の病院と大学は長い間の信頼関係ができているわけです。

よって、医局員であれば比較的簡単にアルバイト先を見つけることができます。ただし、アルバイト先をどのくらいもっているかは大学医局によります。数が少ない大学だと空きが見つかりにくいこともあります。

一方、大学医局に属していない医師は、この方法は使えません。

②仲介企業を利用する

全国の病院と連携している医師転職関連の企業を利用する方法です。アルバイトを始める段になれば、好みの案件が多そうな企業に複数登録するのが一般的です。

大学医局と仲介企業の比較

●給与の相場

大学医局から派遣されるケースも、民間の仲介企業を利用するケースも、同じ案件なら給与に大きな差はないのが一般的です。つまり、仲介企業を利用して医師を採用する病院は、医師の給与に紹介料を上乗せして支出しているというわけです。

● 病院とのやり取り

大学医局からの派遣では、自分が直接病院とやりとりすることになります。例えば体調不良などで欠勤の際も、直接連絡し、代役を立てるのも自分の責任です（ただし医局にいる「バイト係」の医師に頼むルールになっている場合もあります）。

一方、仲介企業を利用すると、病院との連絡は基本的には仲介の担当者（エージェント）が行います。当日の持ちものや集合場所、集合時間なども、仲介してくれる担当者とメールでやりとりするのが一般的です。

案件選びのポイント

● 給料と忙しさ

当然ながら、仕事量が少ないほど給料は安く、多いほど給料は高い傾向があります。仲介企業から選ぶ際は、大学医局と違って先輩の体験談を聞けませんが、ホームページ上で**救急車受け入れ台数や外来患者数、頻度の高い疾患名を確認**でき、「忙しさ」をある程度予想できます。報酬と照らし合わせて自分の希望に合うところを選びます。

特に、輪番日（その病院が救急受け入れの当番になっている日）の募集案件では、給料はいい分かなり忙しくなることが多いため要注意です。私自身「輪番日」という注意書きを見落として登録し、あまりに多忙で大変な思いをした経験があります。

案件によっては、「入院1件あたり○○円」「紹介状1件あたり○○円」「救急車1台あたり○○円」といったインセンティブがある案件もあります。

● 特殊技術の必要性

なかには、「透析管理ができる」「心エコーができる」「乳腺疾患の診察」「マンモグラフィー読影ができる」といった特殊な技能が必要なケースがありますので、自分の技量を考えて案件を選ぶ必要があります（こうした特殊な条件があると給料は総じて高い）。

また外科系の案件では、「縫合が必要な外傷が多い」「整形外科的外傷の対応が必要（脱臼の整復など）」といったものもあります。

● 当直室の仕様

当直バイト案件を選ぶ場合は、宿泊環境のクオリティを確認しましょう。見るべきポイントとしては、

- Wi-Fi環境があるか？
- 個室の当直室があるか？
- 個室内にシャワー室はあるか？
- 夕朝食は付いているか？

といった点が挙げられます。

また、院内のコンビニが夜間も空いているか、空いていないなら近隣のコンビニへの外出は可能か、といった点も重要です。

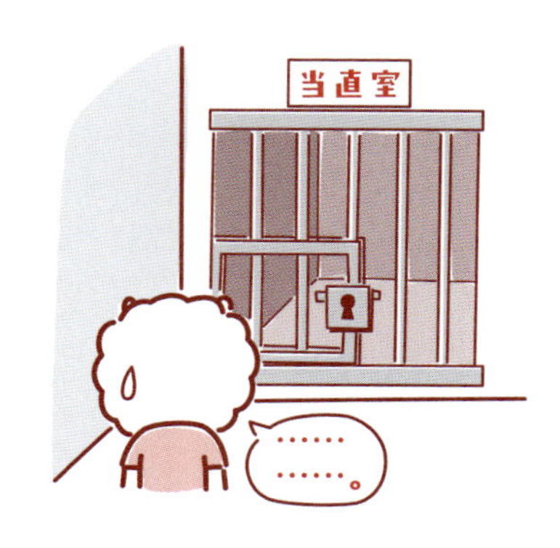

休暇の使い方

みなさんは、法律で定められた有給休暇の付与日数を知っていますか？

その上限は勤続年数によって異なり、以下の表のようになっています。

継続勤務年数（年）	0.5	1.5	2.5	3.5	4.5	5.5	6.5以上
付与日数（日）	10	11	12	14	16	18	20

2019年に労働基準法が改正され、年5日の有給休暇を労働者に取得させることが企業側の義務となりました。つまり私たちは、最低5日間、有給休暇を“取らなければならない”のですね。なお、消費しきれなかった分は翌年に繰り越せますが、時効は2年間です。

このように、私たちは法律で定められた日数分、休暇を取る権利を有しています。労働基準法附則第136条では、「使用者は年次有給休暇を取得した労働者に対して、賃金の減額その他不利益な取り扱いをしないようにしなければならない」と規定されています。

適度に休暇を取らなければ、仕事への意欲やクオリティを維持できません。定められた範囲内で、労働者としての権利を大いに行使すればよいでしょう。

ただし、休暇を取る際は可能な限り事前に予告し、業務に滞りがないよう配慮することが望ましいでしょう。組織の一員として、なるべく丁寧に報告・連絡を行い、自分が不在の際に患者に大きな不利益が生じないよう、常識的な範囲で仕事の引き継ぎを行いましょう。

もちろん、プライベートな事情で、突然仕事を休まなければならない日もあるでしょう。こういう事情は「お互い様」ですから、遠慮する必要はありません。

こうした「緊急事態」に周囲の人たちが進んで協力してくれるよう、逆の立場のときには、協力を惜しまないようにしましょう。

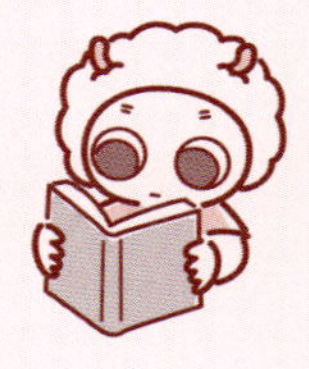

大学院に行く必要はある？

「大学院には行ったほうがいいですか？」

後輩の先生からよく聞かれる質問です。

博士号は「足の裏の米粒」と揶揄されることがあります。取っても食えないが、取らないと気持ちが悪い。上手い表現ですよね。

実際、「食えない」のでしょうか？

確かに私の給料は、大学院に行く前と戻ってきてからで大きく変わりませんでした。医師の給与体系は施設によるところが最も大きく、本人の学位や資格の影響は必ずしも大きくないからです。

ところが、どうでしょう。本当に「その程度の価値」しかないなら、なぜ多くの医師が学位を取得するのでしょうか。大学院には一体どんなメリットがあるのでしょうか？

ここでは大学院に行くメリットとデメリットをまとめてみましょう。

大学院のメリット

① グラント（助成金）申請の幅が広がる

すでに第4章-5で解説した通り、医師向けのグラントは国内に数え切れないほどたくさんあります。研究を行う医師に対して研究費を提供してくれる仕組みでしたね。この申請においては、**学位が重要な武器**になります。

グラントとして代表的なのは科学研究費助成事業（通称「科研費」）ですが、若手医師が目指すのに最適な種目「若手研究」の申請対象者には、「博士号取得後８年以内」という条件があります。「若手研究」は採択率

40％と比較的高い確率で最大500万円（2～5年間）の研究費が獲得できる貴重な種目ですが、学位がなくては土俵に立てません。

他にも、「博士号取得後」の研究者が主な対象となるグラントは多くあります。グラントの採否を決める審査員は、高額の資金を有効に活用してくれる相手に研究費を託したいと考えます。その点で博士号は、しっかりとした教育を受けて研究活動に従事し、形に残る結果を世に出したことの証明ですから、審査員に対して説得力をもつのです。

②学術活動の体系的な教育

医師にとっては、自ら研究を立案し、それを実行に移し、結果を論文として発表することは大切な活動です。しかし、臨床現場で忙しく働き、実地で必要な知識や技術を磨きながら、同時に研究の手法を学ぶのは大変です。

大学院の数年間は、臨床業務に追われる日々を一時的に中断し、研究について学べる重要な期間になります。研究計画や統計解析、さまざまな実験手法、英語論文の書き方など、学ぶべきことは多くあります。これらのことを、**大学院ではじっくり腰を据えて学ぶことができます**。

何を研究テーマに選ぶかは、配属される研究室次第です。自分が興味のある分野を新たに開拓してもいいでしょうし、研究室内ですでに軌道に乗ったテーマを引き継いでもよいでしょう。

テーマは、基礎研究でも臨床研究でも構いません。私は大腸癌に強い関心があったため、大腸癌の新規分子標的治療薬に関する基礎研究をテーマに選びました。また3年目から臨床研究グループにも参加し、臨床研究の手法についても学びました。

この4年間の大学院生活は、人生において何ものにも代えがたい貴重なステップになっています。

③論文の批判的な吟味

大学院で自ら研究を行い、その結果を発信する力を身に付けた後は、既存の**論文の見え方が変わります**。特に論文のMethod（方法）やDiscussion（考察）に対しては、「○○の解析を追加したほうがいいのではないか」「○○という解釈は無理がある、△△と解釈するのが正確ではないか」といった批判的吟味ができるようになります。

一段高い視座から論文を読めるようになり、次に自分が論文を書くときの重要な示唆が得られます。研究者として体系的に学ぶ期間を設けることには、こうしたメリットもあるのですね。

④その他のメリット

他に私が個人的に感じた小さなメリットをいくつか紹介しましょう。

1つは、母校に戻って再び学べること。このメリットはもちろん、自分の卒業大学の大学院を選ぶ場合に限ります。大学時代の6年間を過ごした町に戻り、懐かしいキャンパスで再び学生生活を送ることに大きな魅力を感じるのは、きっと私だけではないと思います。また大学に所属する学生として、**大学の図書館が使える**ようになります。豊富な資料を無料で閲覧できるのは、学生に許された最大の特権と言えます。

2つ目は、**学割が使える**ようになること。映画館などの娯楽施設では、学生証を見せることで学割価格を享受できます。定期券代などの旅費や、Amazon Prime、Adobeなどのサブスクリプションサービスも学生価格です。Apple StoreでPCやタブレットを購入する際も、学割の適用が可能です。大学生協に入り、生協価格で買いものをするメリットもあります。

3つ目は、**まとまった時間**がなければできなかったことに手を付けられること。私は大学院時代に専門医資格を3種類獲得したほか、ついでにファイナンシャル・プランニング技能士2級の資格も獲得しました。

なお、大学院生の間は、生活費を稼ぐためにアルバイトとして非常勤勤務を行うのが一般的です。これまで経験したことのないタイプの医療機関で働き、医師として視野が広がることもあるでしょう。都市部の急性期病院での勤務しか経験がなかった私も、大学院時代、地方の小規模病院や慢性期療養型病院、リハビリ施設など、さまざまなところで勤務したことは、医師人生において大きな糧になりました。

大学院のデメリット

①臨床の研鑽を中断すること

常勤医として勤務しながら博士号取得を目指せる大学を除き、一般的には、大学院に所属する間は臨床医としての研鑽を中断することになります。

長い人生、わずか数年の中断が与える影響は大きくないと私は思いますが、人によってはこれがデメリットに感じることもあるでしょう。

②コスト

大学院には学費がかかります。国立大学の大学院は、入学費に加えて授業料が年間50万円以上かかりますし、私立大学ならもっと高額です。

学部生の頃は、保護者が学費を支払っていた人が多いと思いますが、社会人になってからの学びは自費で賄うものでしょう。アルバイトをして生活費を稼ぎ、人によっては家族を養いながら、かつ学費を払わなければなりませんから、コスト面ではデメリットがあると言えます。

5章

マネーリテラシー

早めに知ってほしいお金の仕組み

この章では、みなさんに身に付けてほしいマネーリテラシーについて解説します。

まずはこの項で総論的な知識をまとめ、その後に生命保険、投資、税金と確定申告、医師賠償責任保険の順に解説します。難しい話はありません。入門的な知識をしっかりと身に付けましょう！

源泉徴収という“すごい”仕組み

「源泉徴収」という言葉をご存知ですか？

勤務医を含めサラリーマンは、手元に給与が渡る前に（まさに源泉で）税金が引き抜かれる仕組みを受け入れています。このシステムが恐ろしいのは、**国民の納税感覚が希薄になる**ことです。手元に渡ったお金から税金を支払う仕組みに比べると、「身銭を切る痛み」を伴いませんよね。

しかも、本来年に1回行うべき確定申告を、何と事業主（病院）が代わりに行ってくれる「年末調整」という仕組みがあります。これまたすごい仕組みです（皮肉）。

毎年、額面より手取りが随分少ないことには気付きながら、何をどれだけ抜かれているのか、あまり意識せずに月日が過ぎていく。自分が稼いだお金の出入りを一生把握しないまま人生が送れてしまうという、徴税する側にとっては非常によくできた、そして納税する側にとっては恐ろしいシステムが存在するのです。

厳しい医療現場で汗水垂らし、心身を削って稼いだ大切なお金です。少なくとも**「気付かないうちにお金が減っている」事態は避けたい**はずです。納税の仕組みをきちんと理解する、これは大切なマネーリテラシーの一つです。詳細は、第5章-4で解説します。

勤務医が陥りがちなこと

医師は若い頃から比較的給与が高い一方、年を重ねてもさほど増えない傾向があります。勤務医の平均年収は1,200万円前後と言われますが、早い人は卒後3年目ですでに年収1,000万円を超え、そこからの伸び率は高くありません。実際、私の親類に数年年下の会社員がいますが、30代半ばで年収は私を超え、それ以後私が追いつくことはもうなさそうです。

一方、医師によっては、大学院の間に大幅に収入が減ったり、留学して給与収入がほとんどなくなったりする期間があります。生涯年収を考えると、勤務医は必ずしも「お金持ちになれる職業」とは言い難いにもかかわらず、世間からは「高給取り」と思われるという辛いギャップもあります。

世間からの印象はさておき、**医師本人が、実際より「お金に余裕がある」と思い込んでしまうとしたら問題**です。高級外車とタワーマンションをローンで購入し、高所得者向けのクレジットカードを所有し、ブランド物を身に着け、結婚後は子どもを私立学校に通わせ、高額な幼児教育を受けさせる……。ステレオタイプとしてよく語られる医師のイメージです。

もちろんこのライフスタイルが悪いわけではありません。しかし、将来のマネープランを描かないまま消費だけを増やすと老後に痛い目を見るため、**若い頃の支出ほど慎重にマネージメントすべき**でしょう。

支出と収入の基本原則

みなさんに、ここで質問です。

「1年後に財布に残るお金を10万円増やそう」と思ったとき、収入を増やすか、支出を減らすか、みなさんはどちらを選びますか？

10万円稼ぐ方法を考えるか、10万円節約する方法を考えるか、どちらがいいだろう？ そう思ったとしたら、間違いです。

見落としがちな基本原則、それは、収入を増やすことで手元のお金を10万円増やすには、「**税金と社会保険料の分だけ余分に稼がなければならない**」ということです。例えば、年収1,000万円の独身勤務医の手取りは、おおむね700万円台。仮に手取りが70%とすると、財布のお金を10万円増やすには、14万2,850円稼がなければなりません。そうやってようやく手元に残るのが10万円です。1万円の商品を買うためには、1.4万円稼がないといけません。逆に、報酬5万円のアルバイトをしたら、実際手に入るのは3.5万円です。

一方、支出を減らすことで手元のお金を10万円増やす方法はシンプルです。**節約すべき金額は「10万円」だけです**。収入を増やすことは大変ですが、無駄な支出を減らすことは難しくありません。これが、覚えておきたい支出と収入の基本原則です。

支出を減らすための工夫

では、無駄な支出を減らすにはどうすればいいでしょうか？

なるべく高い買いものは控えよう、とか、食材を買うときはセール品を狙おう、と思ったでしょうか？ 実はもっと優先的に手を付けたいものがあります。それが「**少額の固定費**」です。つまり、毎月定常的に財布から出ていくお金のことですね。

具体例を挙げてみましょう。

- 携帯電話料金

  普段使いに差し支えないなら、格安SIMが断然オススメです。機種変更はすべて自宅で簡単にできますし、電話料金は5分の1ほどまで圧縮できます。1カ月5,000円節約すれば、30年後に180万円手元に残ります。

- 保険関連

  無駄な保険に入っていませんか？ 保険については後述（第5章-2）します。

- 各種サブスクリプション

  あまり使わないサブスクサービスに漫然と入り続けていませんか？ あるいは、上級の有料会員で会費が発生するサービスに入っている人は、その特典を有効利用していますか？

- クレジットカードの年会費

  上級カードのサービスは本当に必要ですか？

これらは、積み重なると莫大な金額になるにもかかわらず、月々の出費が小さいため、**支出の意識が希薄になりがち**です。これがランニングコスト（＝固定費）の怖いところです。サブスクサービスを売りたい人は、「イニシャルコスト（初期投資）よりランニングコストを顧客にいかに支払わせるかが大切」と言います。「入会費無料」のようなサービスをよく見るのは、それが理由ですね。逆に言えば、固定費を削ることで、長い目で見れば相当の金額を節約できます。これが老後の資金に影響を与えます。**支出を削ることの効果は、同じ額の収入を増やすことより遥かに大きいからです。**

一方で、単発の大きな出費は、それが計画的なものなら問題になりません。むしろ「贅沢」というのは、人生を豊かにしてくれたり、夢を叶えさせてくれたりすることもあります。

「賢い節約の仕方」もまた、マネーリテラシーの入門知識なのですね！

生命保険の基本的な知識

医師になると、**「特に計画性なく生命保険に加入してしまう人」が続出**します。まとまった収入があると、さまざまなところから斡旋があるのでしょう。私の周りでも、研修医の頃から明らかに妥当性のないプランで生命保険に入っている知人は多くいました。

生命保険は、人生で最も大きな買い物にもなりえます。本当に必要なのか、必要なのだとしたら、どのようなプランが望ましいのか、十分に調査してから加入しなければなりません。セールスマンから勧められたからといって、深い考えなく貴重なお金を浪費してはいけません！

※以下の説明で「死亡」という言葉を使いますが、一般に生命保険での保険事故は「死亡」と「高度障害」を含みますので、そのように理解してください。

生命保険の目的とは？

こんな例を考えてみてください。

3,000円で目覚まし時計を買ったときに、「毎月100円払えば壊れたときに3,000円もらえる保険」を勧められたら、あなたは加入しますか？

きっとほとんどの人は加入しないでしょう。なぜなら、万が一目覚まし時計が壊れても、3,000円払ってもう一度買えばいいと思えるからです。

つまり「保険」の本来の目的は、**「自力ではとても支払えないほど莫大な金銭的損害」が起きるリスクに、少額で備えること**にあります。例えば自動車保険が最たる例です。自動車で人を死なせてしまったときに、数千万円の死亡慰謝料を安々と払える人は稀です。だからこそ、年数万円を払ってリスクに備える意義があります。

生命保険は、「死亡」という万が一のイベント（保険事故と呼びます）が起きるリスクに備えるものです。例えば、「死亡時に5,000万円もらえる保険に月々3,000円払う」といったパターンが、いわゆる定期保険（掛け捨て型の保険）です。5,000万円という大金をサクッと払える人はほとんどいませんよね。このリスクに月々わずか3,000円で備えられるなら合理的、というわけです。ただ、「働き盛りの人が死亡する」という事例が起こる確率はかなり低いですよね。だからこそ、これだけ少額で商品を販売しても保険会社は損をしないのです。

さて、子ども1人あたりに必要な養育費は、出産から大学卒業までの22年間で3,000万～6,000万円とされています。子どもができたときに生命保険の加入を検討するなら、死亡時にこの金銭的リスクを想定することになります。

一方、誰かを養う立場にない人は、死亡したときに金銭的な損害を被る人がいません。配偶者と2人暮らしであったとしても、配偶者が働いて生活していけるなら、死亡による金銭的な損害は大きくありません。

ですから、生命保険への加入を考えるときは、**「あなたが亡くなったときに高額のお金を受け取らないと生活が立ち行かなくなる人」がいるかどうか**を考えます。いないのなら、生命保険に加入する必要はないということですね。

「貯蓄型」という不思議な商品

若い頃に勧められる商品の一つに貯蓄型の生命保険があります。「終身保険」などと呼ばれ、死亡時にお金がもらえる生命保険の機能を備えつつ、満期以降に解約すれば積み立てた分以上に戻ってくるという商品です。逆に、満期になる前に解約すれば、払った分より少ない額しか返戻されず、損をします。

この商品、少し注意が必要です。

貯蓄型の生命保険で、死亡時に数千万円の高額をカバーしようとすると、1カ月の支払いは3~5万円と高額になります。「少額の支払いで高額の損害リスクに備える」という従来の「保険」の概念とは、似て非なるものです。仕組みとしては貯金と同じような商品なのですから、当然ですよね。もちろん、「ほぼ全く増えない貯金とは違い、少しでも増える貯蓄型保険のほうが有利だ」という意見もあるでしょう。確かにその通りです。ではそもそも、なぜ保険会社は顧客から集めた分以上のお金を返しているのに、儲かるのでしょうか？

それは、集めたお金を長年かけて運用し、その運用益の多くを利益として得たうえで、残りを顧客に返しているからです。つまり、顧客は資産運用を保険会社に任せる代わりに、**運用益の多くを手数料として支払っているわけ**です。これは必ずしも「お得」とは言えません。自分自身で運用し、運用益を自分のものにしたほうがよほど効率的だからですね。

また、物価が上がるとともに**積み立てたお金の価値は年々目減りします**（詳細は第5章-3で解説）。満期後に解約すれば「得」をする、と言われても、何十年も先の増加分がどのくらい「得」なのか、契約時に推し量ることは難しいものです。

さらに、貯蓄型保険には、**必要時にお金を引き出せない（解約すると損をする）**という大きなデメリットがあります。逆に貯金（キャッシュ）の持つ圧倒的なメリットは「いつでも引き出して使えること」です。貯蓄型保険は貯金より一見お得なようで、実は「何十年も手を付けられない」という大きな弱点があるのです。

ちなみに、**掛け捨て型の生命保険に加える形で貯蓄型保険を勧められるケース**がよくあります。ありがちなのが、「月々6,000円程度の保険料で400万円ほどの保険金をもらう」といったパターンです。死亡したときに葬儀等の一時的な出費（200~500万円）に補填できる、とセールスされますが、果たしてこの金額は、本当に若い頃から備えるべき「生活を脅かす莫大な金銭的リスク」なのか、よく考えるべきでしょう。実際、老後に葬儀の支出ができなくて困る医師は稀なはずです。

保険会社が教えてくれない“生命保険以外の”備え

掛け捨て型の定期保険を契約するときは、子どもが自立するまでにかかる金額、すなわち1人あたり3,000万~6,000万円を目安としたプランを勧められます。ここで注意すべきなのが、**「自分の死亡後、家族は生命保険だけを頼りに生きていくわけではない」**という点です。

まず、**遺族年金**があります。遺族年金とは、国民年金または厚生年金保険の被保険者が亡くなったときに遺族が受けとれる年金のことです。「一家の大黒柱が亡くなる」という金銭的な危機には、国がセーフティネットを用意しているのです。

遺族年金は、遺族基礎年金と遺族厚生年金に分けられます。遺族基礎年金は、子どもがいる配偶者と子どもが受け取ることができ、給付は子どもが18歳になるまで続きます(※障害児の例外あり)。遺族基礎年金の受給額は子どもの人数によって異なり、配偶者が受け取れるのは年間81万6,000円+子どもの人数加算(2024年度)です。例えば、子どもが1人生まれてから18年間で換算すると、基礎年金だけでも約1,890万円になります。

勤務医は厚生年金に加入しているので、これに加えて遺族厚生年金の給付があります。価格は報酬月額と加入月数によって異なります。

また、マイホームを住宅ローンで購入した人は、**団体信用保険(団信)**に入っています。団信は、契約者が死亡したときに住宅ローン残高がゼロになる仕組みです。つまり、契約者の死後、住宅費がかからなくなるのです。かなりの金額が手元に残りますよね。つまり、住宅ローンを組んでいる人は「すでに部分的に生命保険に加入している」という認識が必要になるわけです。

さらに、**配偶者が働いて稼ぐお金**のことも考えましょう。一家の大黒柱が亡くなったとき、残った配偶者が子どもを育てながら、どのくらいの強度で働き、どのくらいのお金を稼ぐことができるのか。あるいは全く働くつもりはないのか。これは、配偶者との話し合いで決めなければなりません。

いずれにしても、以上のような「収入」を計算に入れて、それでも足りない分を生命保険で補う、というコンセプトで考えなければなりません。保険会社はわざわざこういう説明をしてくれませんので、自身できちんと計算する必要があるのですね。

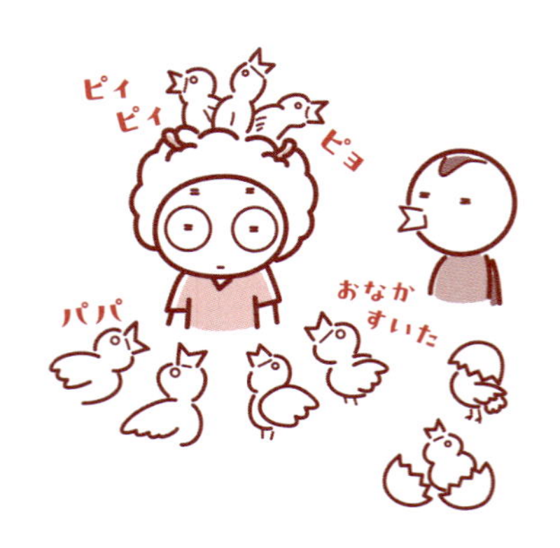

Column

民間の医療保険は加入すべき？

生命保険と同様、加入に慎重になるべきなのが民間の医療保険です。これもまた、深く考えず勧められるまま加入してしまう人が多い保険です。

私自身は、みなさんのような研修医が少なくとも今、医療保険に加入する必要はないと考えています。第1章-18「患者から問われやすいお金の話」で紹介したとおり、日本の社会保険制度が充実しすぎているからです。

まず医療費はデフォルトで7割引（自己負担3割）であるうえに、高額療養費制度があります。医療費が高額になるほど、自己負担の割合は減っていきます。また、さほど大きくはありませんが、確定申告時の医療費控除もありますね。

加えて、勤務医のみなさんは「障害基礎年金」や「障害厚生年金」をもらえる権利を有しています。障害年金は、病気やけがで生活や仕事が制限されるようになった際、現役世代でももらえる給付金のことです。たとえ病気や怪我で倒れても、条件を満たせば年金が支給されるというわけです。

これらは、私たちが毎月高額な社会保険料を支払っているからこそ成り立つ国家のセーフティネットです。当然、弱者の側に回ったときこそ助けてもらわなければなりません。

さて、保険の目的は、「自力では支払えないほど莫大な金銭的損害に少額で備えること」でした。では、病気になったときの「金銭的損害」はどのくらいなのでしょうか？

これはもちろん病気の種類や受ける治療によって異なるため、予測は簡単ではありません。ただ、一例として入院時の平均自己負担額、および1日平均自己負担額を見てみると、生命保険文化センターの報告[1)]ではそれぞれ19万8,000円、2万700円です。

この金額が「生活を脅かすほど莫大かどうか」は、みなさんの収入と貯蓄次第です。当然、若い人が病気になる確率自体は、極めて低いでしょう。そう考えると、「支払う保険料の方が惜しい」と私は感じるのですが、みなさんはどうでしょうか？

参考文献

1）生活保障に関する調査〈2022（令和4）年度〉（生命保険文化センター）、2023

知っておきたい 最低限の投資の知識

平均寿命はますます伸びています。60代で定年を迎えたとしても、男性はそこから約20年、女性は30年近く生きる、恐るべき時代です。

心配なのは老後のお金ですよね。なるべく早く老後を見据えたマネープランを練っておかなければなりません。そこで大切なのが、貯蓄の一部を投資に回すことです。

貯金は目減りするもの

突然ですが、以下は何を表したものかわかりますか？

1983年	3,900円
1987年	4,200円
1989年	4,400円
1992年	4,800円
1996年	5,100円
1997年	5,200円
2001年	5,500円
2006年	5,800円
2011年	6,200円
2015年	6,900円
2016年	7,400円
2019年	7,500円
2020年	8,200円
2021年（３月）	8,700円　（最高値）
2021年（10月）	9,400円　（最高値）
2023年	10,900円（最高値）

1972年	10円
1976年	20円
1981年	30円
1989年	41円
1994年	50円
2014年	52円
2017年	62円
2019年	63円
2024年	85円

左は、ディズニーリゾートのチケットの価格がこれまでどのように変化してきたか、その推移を見たものです。1983年に3,900円だったチケットは年々値上がりし、今や1万900円（最高値）です。

右は、官製ハガキの値段です。1972年に10円だったハガキは、やはり年々値上がりし、今では当時の8倍以上になりました。

モノの価格というのは、短期的に見れば上下に変動しますが、長期的に見ると徐々に値上がりするものです。この事実を、私たちは当たり前のように受け入れていますよね。

さて、ここからが重要です。1983年に持っていたヘソクリの4,000円は、当時ディズニーランドに行ける価値がありました。しかし40年後、その4,000円の2倍を積んでもディズニーランドには行けません。つまりヘソクリの価値は、引き出しの中で半分以下に目減りしてしまいました。

銀行の預金口座に入れていたとしても、似たようなものです。わずかに利息がついて増えたかもしれませんが、今やもう貯金が増える時代ではありません。**貯金の価値は、自然に目減りするのです。**

投資が嫌いな日本人

日本人は諸外国の人々と比べても、奇妙なほどに現金や預金で金融資産を持つことを強く好みます。次ページの図は金融資産の構成を比較したものですが、日本人の金融資産に占める現金・預金の割合が、他国に比べて圧倒的に高いことがわかります。

資産を現金・預金で保持しておくことは、一見すると安泰なように思えて、実は**長年かけて少しずつお金を失っている**に等しいと言えます。インフレ等の情勢に合わせて価値が変動する投資信託や株式で、部分的にでも資産を持っておく方が、将来的な安全性は高まります。こういった知識は本来学校で教わるべきですが、不思議なことに誰も教えてくれません。

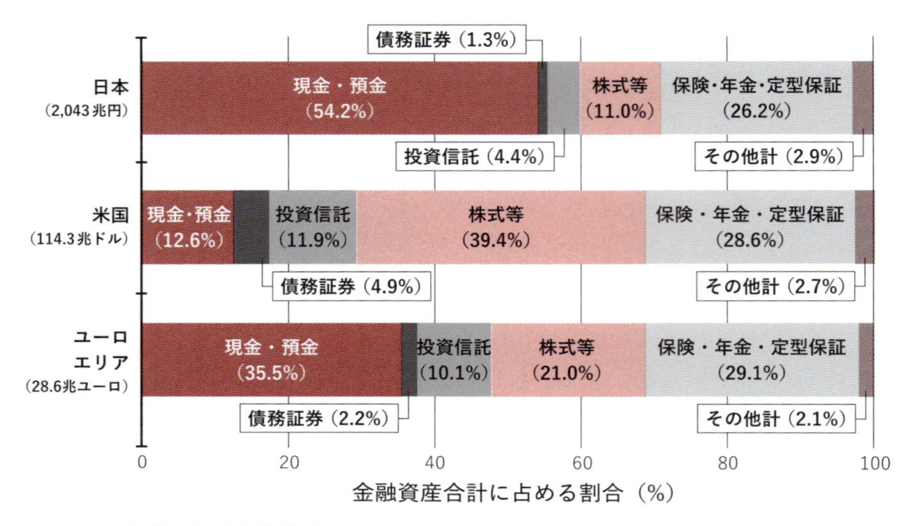

図　家計の金融資産構成
日本銀行調査統計局：資金循環の日米欧比較(2023)より

今後、さらなる高齢化が進み、現役世代で高齢世代を支えるのは原理的に不可能になります。私たちは老後に備えて自分でお金を貯め、自衛しなければなりません。とはいえ、「投資」と言っても何から始めればいいかわからない！ と思った方が多いでしょう。そこで最初に手を付けたい、代表的な2つの方法を紹介します。

投資を始める人にオススメの方法

「日本人の資産に対する意識を変えなければならない」ということで、近年、国はオトクな手段を用意してくれています。それが、個人型確定拠出年金(iDeCo)とNISAです。「**一定額までは税制面でとびきり優遇しますので、積極的に投資してくださいね**」と国が言っているのです。

① iDeCo

iDeCoは、毎月掛け金を積み立てて、60歳以降に資産として受け取る仕組みです。「自分専用の年金」ですね。

iDeCoの最大のメリットは、**積み立てた分が所得から全額控除される**ことです。つまり、課税される対象となる所得が減り、支払う税金が少なくなります（この辺りの知識は第5章-4でわかりやすく解説します）。

例えば、iDeCoで毎月2万円ずつ積み立てたら、1年で24万円が所得から控除されます。税率が30％の人なら、支払う税金は1年で24万×30％＝7万2,000円減ります。財布の中身を7万2,000円増やすのは、そう簡単ではありません。これが、単に積み立て貯金しているだけでできてしまうという優れた制度がiDeCoです。

また、**積み立てたお金で株式や投資信託を運用**することもでき、これで得た利益に対して税金がかからないのもiDeCoのメリットです（これは後述するNISAも同じです）。

一方、iDeCoはあくまで年金なので、積み立てたお金は60歳まで引き出せません。この点は貯蓄型生命保険と似ていますが、iDeCoは積み立てた分が全額所得控除になること、運用で得られた利益が自分のものになること（生命保険では運用益の多くを生命保険会社が得ているのでしたね）がメリットです。

なお、勤務する病院が企業型確定拠出年金（企業型DC）を行っているケースがあり（企業が代わりに掛け金を毎月積み立てる制度）、その場合はiDeCoの利用に制限がありえます。この点は入職時に必ず説明されますので、確認しましょう。

②NISA（ニーサ）

NISAは、株式・投資信託を買って投資した際に税制面で優遇される制度です。決まった上限の金額まで、投資した商品から得られる**運用利益が非課税**になります。この点は、iDeCoと同じですね。iDeCoと違って投資した分が控除の対象になるわけではありませんが、利用金額の**上限が大きく**、投資する先（選べる商品）の**種類も多い**のが特徴です。

※投資信託とは、ざっくり言えば株式や債権などのたくさんの商品の詰め合わせパック。個別の株式などに比べると一つひとつの値動きが全

体に影響を与えにくいのが特徴です。

まずは、このような国が用意している非課税枠を活用し、**預金以外に資産を振り分けておく**のが大切ですね！

研修医のうちから資産形成について知っておくことは必須です。しかし、お金を貯めることに価値を置きすぎる人生にもリスクがあると私は考えています。お金の考え方についてオススメできる本を以下に紹介しますので、ぜひ読んでみてください。

もっと詳しく知りたい人にオススメの本

- **「となりの億万長者〔新版〕―成功を生む7つの法則」**（トマス・J・スタンリー&ウィリアム・D・ダンコ/著、斎藤聖美/訳）、早川書房、2013
  →真に大切なのは株式や不動産投資のテクニックではなく、この本に書かれた「考え方」です。
- **「DIE WITH ZERO：人生が豊かになりすぎる究極のルール」**（ビル・パーキンス/著、児島修/訳）、ダイヤモンド社、2020
  →他の「お金」関連の本では得られない一生モノの知識が得られる名著。絶対読んでほしい。
- **「きみのお金は誰のため：ボスが教えてくれた「お金の謎」と「社会のしくみ」」**（田内 学/著）、東洋経済新報社、2023
  →こちらも絶対読んでほしい名著。資産形成の重要性が叫ばれるなかで、本当に大切なものを見失わないように。

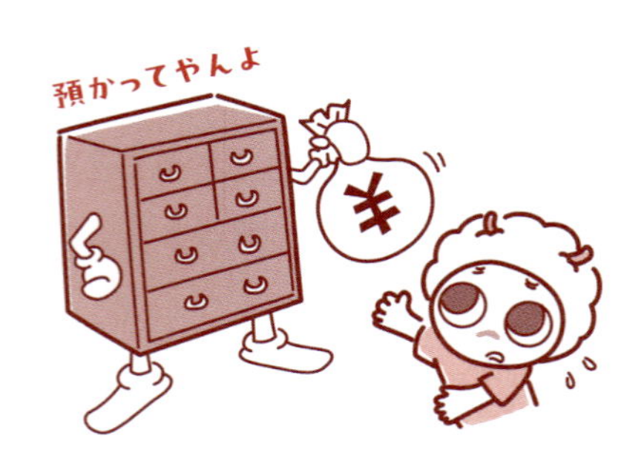

覚えておきたい 税金の知識と確定申告

みなさん、自分の給与が何にいくら引かれて「手取り」になっているのか、説明できますか？

詳しくは説明できないけれど、「額面より手取りがかなり少ない」という厄介な現象はよく認識している、そんな方が多いのではないでしょうか？

自分の稼いだお金が何に使われているのかをきちんと把握することは大切です。制度を理解することで、必要に応じて節税もできるようになります（怪しげな節税スキームに騙されずにも済みます）。

もちろん税金について体系的に学ぶには紙幅が足りません。そこで、この項では**勤務医が知っておきたい最低限の知識**をまとめます。難しい話は全くないので、安心してください。

まずは確定申告に用いる確定申告書を見てみましょう（**図1**）。専門用語の羅列にめまいがするかもしれませんが、心配いりません。国家試験に必要な医学知識とは比べものにならないほど簡単です。

最初に確定申告書を提示したのは、これが収入と所得、税金の知識を学ぶのにいい「教材」になるからです。確定申告書に書かれた用語のうち、勤務医がかかわる可能性のあるものについて、その意味と目的を把握することから始めましょう！

税金の計算をする前に

もしみなさんが、勤務医として年間800万円稼いだとしましょう。

区分		項目	番号	金額
収入金額等	事業	営業等 区分	㋐	
		農業 区分	㋑	
	不動産 区分1 区分2		㋒	
	配当		㋓	
	給与 区分		㋔	
	雑	公的年金等	㋕	
		業務 区分	㋖	
		その他 区分	㋗	
	総合譲渡	短期	㋘	
		長期	㋙	
	一時		㋚	
所得金額等	事業	営業等	①	
		農業	②	
	不動産		③	
	利子		④	
	配当		⑤	
	給与 区分		⑥	
	雑	公的年金等	⑦	
		業務	⑧	
		その他	⑨	
		⑦から⑨までの計	⑩	
	総合譲渡・一時 ㋘+{(㋙+㋚)×½}		⑪	
	合計 (①から⑥までの計+⑩+⑪)		⑫	
所得から差し引かれる金額	社会保険料控除		⑬	
	小規模企業共済等掛金控除		⑭	
	生命保険料控除		⑮	
	地震保険料控除		⑯	
	寡婦、ひとり親控除 区分		⑰~⑱	0000
	勤労学生、障害者控除		⑲~⑳	0000
	配偶者(特別)控除 区分1 区分2		㉑~㉒	0000
	扶養控除 区分		㉓	0000
	基礎控除		㉔	0000
	⑬から㉔までの計		㉕	
	雑損控除		㉖	
	医療費控除 区分		㉗	
	寄附金控除		㉘	
	合計 (㉕+㉖+㉗+㉘)		㉙	

区分	項目	番号	金額
税金の計算	課税される所得金額 (⑫−㉙)又は第三表	㉚	000
	上の㉚に対する税額 又は第三表の㊈	㉛	
	配当控除	㉜	
	区分	㉝	
	(特定増改築等)住宅借入金等特別控除 区分1 区分2	㉞	00
	政党等寄附金等特別控除	㉟~㊲	
	住宅耐震改修特別控除等 区分	㊳~㊵	
	差引所得税額 (㉛−㉜−㉝−㉞−㉟−㊱−㊲−㊳−㊴−㊵)	㊶	
	災害減免額	㊷	
	再差引所得税額(基準所得税額) (㊶−㊷)	㊸	
	復興特別所得税額	㊹	
	所得税及び復興特別所得税の額	㊺	
	区分	㊻~㊼	
	源泉徴収税額	㊽	
	申告納税額	㊾	
	予定納税額 (第1期分・第2期分)	㊿	
	第3期分の税額	51	00
		52	△
修正申告		53	
		54	00
その他		55	
		56	
		57	
		58	
		59	
		60	
		61	
	平均課税対象金額	62	
	区分	63	
延届納の出		64	00
	延納届出額	65	000
還付される税金の受取場所	郵便局名等		預金種類

図1 確定申告書
国税庁ホームページより
(https://www.nta.go.jp/taxes/shiraberu/shinkoku/yoshiki/01/shinkokusho/pdf/r05/01.pdf)

当然、この800万円はすべて懐に入るわけではありませんよね。一定の税金が差し引かれた残りが自分の懐に入ります。これが**所得税**と**住民税**です。

ここで注意が必要なのですが、実はこの税金、800万円の収入から計算するのではありません。800万円からさまざまな金額を差し引いた残りを使って計算されます。

どういうことでしょうか？

まずはわかりやすく、自営業を営む人のことを考えてみます。事業で年間800万円の売上があっても、大きな支出として商品の仕入れ代があります。原価分ですね。

それだけではありません。移動に必要な交通費、筆記用具などの消耗品費、打ち合わせに必要な交際費など、仕事に必要不可欠な出費があります。これを「**必要経費**」と言い、税額の計算をする前に、こういった出費分を800万円からマイナスしなければいけません。

このとき、800万円を「**収入**」、必要な出費（必要経費）を差し引いた残りを「**所得**」と呼びます。この用語は最も大切なのでしっかり覚えておきましょう！ ちなみに、自営業を行う個人事業主の所得は「事業所得」と呼ばれます。

収入（売上）－必要経費＝所得（事業所得）

では、サラリーマンである私たち勤務医はどうでしょうか？

日常診療に使う白衣を買ったり、ペンやノートを買ったり、医学書を買ったりしますよね。勤務医にも当然、「仕事に必要不可欠な出費」は存在するわけです。この必要経費は、収入から差し引いてもらわなければ困ります。

しかし、一人ひとり個別にこの出費分を計算するのは大変です。そこで、必要経費を固定額で設定してしまおう、ということになっています。これを「**給与所得控除**」と呼びます。この額は、収入に応じて異なります。

給与等の収入金額 （給与所得の源泉徴収票の支払金額）	給与所得控除額
1,625,000円まで	550,000円
1,625,001円 から 1,800,000円まで	収入金額×40％－100,000円
1,800,001円 から 3,600,000円まで	収入金額×30％＋80,000円
3,600,001円 から 6,600,000円まで	収入金額×20％＋440,000円
6,600,001円 から 8,500,000円まで	収入金額×10％＋1,100,000円
8,500,001円以上	1,950,000円（上限）

国税庁ホームページより（https://www.nta.go.jp/taxes/shiraberu/taxanswer/shotoku/1410.htm）

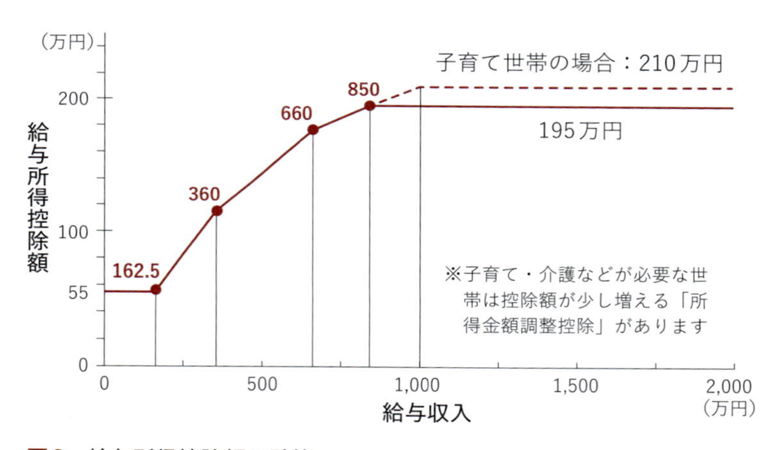

図2　給与所得控除額の計算

私たちは給与で収入をもらっているので、以下のような式が成り立ちます。

給与収入―給与所得控除＝給与所得

みなさんの給与所得控除はいくらでしょうか？「経営者は経費が使えるのに、われわれは全く使えない！」と不満を漏らす人がいますが、**図2**から計算するとそれなりの額が収入から控除されているはずです。

ここで確定申告書（**図1**）を見てみましょう。左上の「収入金額等」のうち、「給与（㋔）」と書かれたところに、病院からもらう給与収入（いわゆる「額面」）が記載されます。次にその下の「所得金額等」のうち、「給与（⑥）」と書かれたところに給与所得が記載されます。

給与所得からの控除がある

給与所得が決まったので、いよいよ税額の計算！ と思いきや、そうではありません。給与所得から、まだマイナスできる（控除できる）金額があります。

こんな例を考えてみましょう。

給与所得が同じＡ先生とＢ先生。Ａ先生は独居で独身。Ｂ先生は、配偶者・高校生の子ども２人・高齢の両親と同居し、主な生活費を稼ぐ立場です。もしこの２人が同額の税金を払わなければならないとしたら、少し不公平に思えませんか？ 親族の生活のために多くのお金を要するＢ先生の方が、少しは税金の負担を軽くしてほしいですよね。

このように、誰しも「生きていくのに必要な支出」があり、この金額は、家族構成などの社会的背景によって異なります。そこで、人生に不可欠な支出分は税金を免除してあげよう、というルールがあります。これをまとめて「**所得控除**」と総称します。

再び確定申告書（**図1**）を見てみます。左下の「所得から差し引かれる金額」が所得控除です。勤務医に適用される所得控除をまとめてみましょう。数が多くてややこしく見えますが、どれも理屈を知れば簡単に理解できます。

● 基礎控除（㉔）

どんな人間でも最低限の生活をするために必要なお金があり、そこには税金をかけないというルールがあります。これが基礎控除で、すべての納税者が得られます。**控除額は所得によって異なります。**

● 社会保険料控除（⑬）

社会保険料とは、健康保険や介護保険など5つの保険の総称で、私たちは毎月これを支払う義務があります。誰かの有事（病気、加齢、労災など）に備え、みんなで少しずつ支出し、お金を貯めておく仕組みが社会保険です。これ、実質的には「税金」ですよね（巧みな“呼び分け”です）。ですから当然、**全額控除されます**。

● 小規模企業共済等掛金控除（⑭）

前項で、**iDeCoの積立分**は全額、所得から控除されると書きましたが、それがこの「小規模企業共済等掛金控除」です。「小規模企業共済等掛金控除」の「等」のなかにiDeCoが含まれていて、iDeCoで1年間に積み立てた金額をここに記載することで毎年全額控除されます。NISAにはこのような仕組みはありません。

ちなみに「小規模企業共済」そのものは、個人事業主や中小企業の経営者向けの制度です。サラリーマンとは違って経営者は退職金がないため、仕事を辞めた後の生活資金を自身で貯蓄しなければなりません。小規模企業共済はそのための制度で、毎月一定額を積み立てた分が所得控除されます。一般的な勤務医が覚える必要はないでしょう。

● 生命保険料控除・地震保険料控除（⑮⑯）

生命保険料や地震保険料は生きていくのに必要な出費と見なされるので、**一定額が控除**できます。支払った全額が控除できるわけではなく、年間の支払額に応じて控除額は異なります。

● 配偶者（特別）控除（㉑㉒）

配偶者を養う必要がある場合も**一定額の控除**が得られます。ただし、納税者本人、または配偶者の所得が多いと、減額されてしまいます。たくさん稼いでいるなら控除は少なくても我慢しなさい、というわけです。

● 扶養控除（㉓）

16歳以上の子、高齢の親など、一定の条件を満たす親族がいて、彼らを養っている場合は、その分必要な出費が多いので**一定額の所得控除**が受けられます。

● **医療費控除**（㉗）

医療にかけたお金も人生の必要経費です。こちらは**10万円を超えた分が控除**できます。ただ、医療費の自己負担額が年間10万円を超える人はそんなに多くはないと思います。

● **寄附金控除**（㉘）

一定の条件を満たした団体に寄付を行った人は、これが適用されます。ふるさと納税の支出は寄付金に該当します。

所得から所得控除を引いた残りを「**課税所得**」と呼びます。ようやく、この課税所得に税率をかければ税額が算出できます（**図3**）。確定申告書の右上、「税金の計算」の一番上「課税される所得金額（㉚）」が課税所得です。

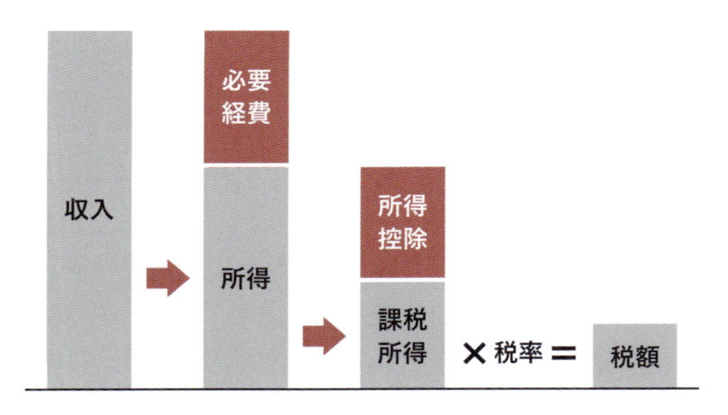

図3　収入から税額が決まるまで

ようやく税額の計算！

課税所得が算出されたところで、ようやく税額の計算です。みなさんの払う税金は所得税と住民税。**住民税は約10%**、所得税は所得金額によって税率が変化する「**累進課税**」です。

下の表は、よく見る累進課税の表です。税率・控除額と書かれていますが、これがなかなか厄介でわかりにくいのです。

課税される所得金額	税率	控除額
1,000円 から 1,949,000円 まで	5%	0円
1,950,000円 から 3,299,000円 まで	10%	97,500円
3,300,000円 から 6,949,000円 まで	20%	427,500円
6,950,000円 から 8,999,000円 まで	23%	636,000円
9,000,000円 から 17,999,000円 まで	33%	1,536,000円
18,000,000円 から 39,999,000円 まで	40%	2,796,000円
40,000,000円 以上	45%	4,796,000円

国税庁ホームページより
（https://www.nta.go.jp/taxes/shiraberu/taxanswer/shotoku/2260.htm）

まず、課税所得が300万円なら所得税は「300万円×10%＝30万円」だと誤解しがちですが、そうではありません。もしそんなルールならどうなるでしょうか？

上の表で見れば、課税所得が899万円から900万円になったとたんに、税額が突然90万円近く跳ね上がることになります。そんなルールが許されるわけがありませんよね。

そうではなく、課税所得のうち194万9,000円までの部分に5%、349万9,000円までの部分に10%…と、それぞれの部分に異なる税率をかけるのです。よって課税所得300万円なら、

195万円×5%＋（300万円－195万円）×10%＝20万2,500円

となります。

しかし、このやり方だと収入が増えるほど計算がやたらに面倒になります。そこで使うのが、表の右側にある「控除額」です。課税所得300万円なら、一旦そのまま税率10%を掛け算し、その後で控除額を引き算するのです。

300万円×10%－97,500円＝20万2,500円

これを使うと、課税所得が900万円なら以下のようになります。

900万円×33%－1,536,000円＝143万4,000円

このような計算方法によって、実質的な税率は「階段状」ではなく、なだらかに上昇していきます。

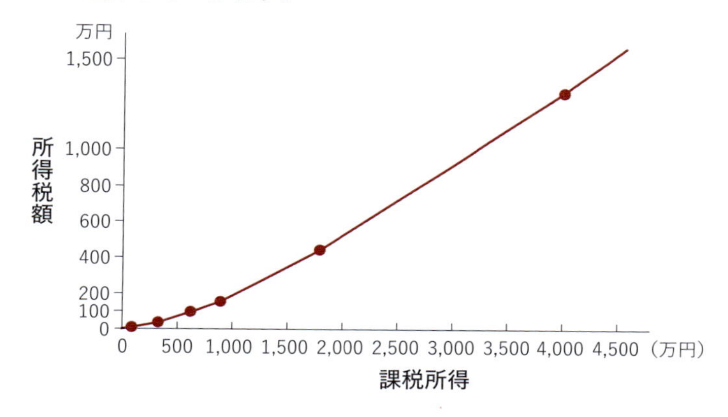

確定申告書（**図1**）の「税金の計算」の「課税される所得金額（㉚）」のすぐ下にある「税額（㉛）」が、ここで計算された金額です。

最後の仕上げ

年間の税額が確定したところで、最後のステップ。確定申告書の右上の「税金の計算」の後半（㉝以下）です。ここにもたくさんの項目がありますが、ひとまず覚えておきたいことは２つです。

１つは、「住宅借入金等特別控除（㉞）」です。住宅ローン減税とも呼ばれ、ローンでマイホームを購入した人に限り、年末のローン残高の一定率分を税金から引いてくれる制度です。「控除」という日本語がとにかくわかりにくいのですが、ローン減税は「所得からの控除（所得控除）」ではなく、**「税金からの控除（税額控除）」**です。

さて２つ目が、源泉徴収税額（㊽）の引き算です。ここまでの作業で年

間に支払うべき税額は確定したのですが、**「その金額を今から支払ってください」という意味ではありません。**なぜなら、誰しも「すでに支払っている税金」があるからです。毎月「源泉徴収」として給与の一部が引き抜かれていますよね？

源泉徴収の仕組みは、「毎月の報酬に応じて自動的に決まった額が徴収される」というものです。徴収する立場から見れば、「その年いくら稼ぐかわからない人から、見込みで一定額もらっておく」システムなので、年末になってはじめて「もらいすぎていたので返す」または「足りないので追加で払ってもらう」必要があるわけです。

結果的に税額がいくらになるかわかりもしないのに、あらかじめ少しずつ抜き取っておき、税金の大きさをわかりにくくする。もう本当に、よくできたシステムですね（皮肉）。

この調整を最後に行って、確定申告書が完成します。

確定申告が必要な人は？

前述の通り、多くの勤務医は確定申告を必要としません。iDeCoや生命保険、地震保険、ふるさと納税関連の書類、医療費の領収書など、必要な資料を病院の事務方に手渡せば、年末調整という形で税金の計算を行ってくれるためです。

しかし、一定の条件を満たす人は、勤務医でも確定申告が必要です。この条件のうち、勤務医が満たすことが多いのが、

❶収入が2,000万円を超える
❷給与所得以外に20万円以上の所得がある（原稿料や講演料など）
❸給与を2カ所以上からもらっている

の3点です。❸はアルバイトをすればたいてい該当します。

もちろん、たとえ確定申告の必要がない人でも、税金がどのように計算されるのかについて、ここに書かれた内容をしっかり頭に入れておきましょう！

医師賠償責任保険は必要？

医療現場は訴訟と隣り合わせです。

「そんな大げさな！」と思ったかもしれませんが、過去のアンケート調査では、医師の1割が「医療訴訟の経験がある」と答えています。かなり多いと思いませんか？ どの医師も訴訟対策はしておくべき、と言っても過言ではありません。

その重要な対策の一つが「**医師賠償責任保険への加入**」です。万が一訴訟を起こされ、高額の賠償責任が生じた場合、何も保険に入っていなければ文字通り「路頭に迷う」恐れがあるからです。

医療訴訟はどのくらい起こっている？

そもそも医療訴訟は、一体どのくらいの頻度で起こっているのでしょうか？

実は医療訴訟の件数は、2004年に1,110件を記録した後は減少しているのですが、それでも2021年、2022年は800件超と、依然として大きな数字で推移しています[1)]。

私たちがどれほど誠意をつくしても、患者さんとの間の**コミュニケーションエラーをゼロにすることは難しい**ものです。医師が気付かないうちに引き起こしてしまった少しの不信感が、訴訟につながることもあるはずです。

どのくらいの金額に備えるべき？

医療訴訟では、後遺症慰謝料や、将来の長期にわたる治療費、入院雑費や介護費用、休業損害など、さまざまな種類の損害賠償を請求されるケースが少なくありません。平成15年の美容外科手術に関する訴訟では、患者に重大な後遺症が残ったため、**損害賠償の総額は1億7,000万円を超えています**[2)]。

また、患者が亡くなったケースでは、逸失利益や、死亡慰謝料、葬儀費用も発生します。「死亡による逸失利益」は、年齢と基礎収入額をもとに算出されます。平成15年、耳鼻咽喉科領域で40代男性が亡くなったケースの訴訟では、**損害賠償額は約1億3,000万円、そのうち「逸失利益」は9,000万円を超えています**[3)]。それに加え、死亡慰謝料は、2,000～2,500万円（患者が一家の収入の中心なら2,800万円）が一応の目安です[4)]。

近年の事例では、令和元年の福岡地裁の裁判例で、**10代女性の脳腫瘍の見逃し事案で約1億6,000万円の損害賠償が認められています**[5)]。このケースでは、頭部CTの報告書に書かれた所見を主治医が見落とし、約5年間、無治療となっていました。後に女性は手術を受けますが、その後に高次脳機能障害の診断を受けています。

さらに、訴訟になると通常は弁護士に依頼するため、弁護士費用も必要となります。弁護士費用は一般的に、患者側からの請求金額が高いほど高額になる傾向があります。

以上のことを勘案すると、一般的な医師が保険に入る場合は、1億円超の支払いを想定しておくべきだと言えるでしょう。むろん研修医の場合、リスクの高い処置を行うケースは少ないでしょうし、クリティカルな診断に最終責任を負う機会も少ないはずです。その点で言えば、保険に加入すべきかどうかを悩む方も多いかもしれません。

とはいえ研修医の場合は、その訴訟リスクの低さから、医師賠償責任保険の保険料はかなり安価で設定されています。この点を加味すれば、加入を検討してもよいと私は考えます。

保険料はどのくらい？

研修医にオススメするのは、**日本医師会医師賠償責任保険制度**です。この医師賠償責任保険は、研修医に限っては極めて安い保険料が設定されているためです。その価格は、2024年4月現在、年額15,000円（1事故1億円、保険期間中3億円まで補償）。月々1,000円代で訴訟リスクに備えられると思えば、かなり安いと言えます。

ちなみに、初期研修が終わると、民間医局等の安いサービスを利用しても年間4万円超と保険料は跳ね上がりますが、必要度も増しますので、私も長年加入し続けています。詳細なプラン等を知りたい場合は、私が運営するサイトをご覧ください。

外科医の視点：
医師賠償責任保険 勤務医の私がおすすめの保険，
種類と特徴を比較

医療従事者側と患者側の勝訴率は？

実際に医療訴訟になった場合、私たち医師側はどのくらいの確率で勝訴できるのでしょうか？

実は、「勝訴」や「敗訴」という言葉は正確な法律用語ではなく、定義があいまいです。患者側の請求が一部でも認められた場合（一部認容）も患者側の「勝訴」と定義するのであれば、その割合は20%程度で推移しています（これを正確には「認容率」と呼びます）[6)]。通常の民事訴訟の認容率は80%を超えており、その点で医療関係訴訟の認容率は低めです。

しかし、**患者側の請求が棄却された（すべて認められなかった）ケースを医療者側の「勝訴」と考えると、その割合はせいぜい20〜30%程度**です。令和５年の統計によると、全地方裁判所の第一審通常訴訟既済事件数759件のうち請求棄却（審理の結果、患者側の請求がすべて認められなかった）の判決は216件となっています[7)]。

一方、判決に至らず「和解」となったケース（医療者側が金銭的な支払いを負うことを内容とするケースが多いと考えられる）は50％前後で推移しており、令和５年の統計では54.5％です[1)]。

いずれにしても、医療者側が支払い義務を負うケースは少なくないのが現実なのです。

参考文献

1）医事関係訴訟事件の終局区分別既済件数及びその割合（平成11年～令和５年）、最高裁判所
https://www.courts.go.jp/saikosai/vc-files/saikosai/2024/240610-iji-iinkai/240610-iji-toukei2-syukyokukubunbetsukisai.pdf
2）平成14年（ワ）第11664号 損害賠償請求事件（東京地裁 平成15年11月28日判決）
https://www.courts.go.jp/app/files/hanrei_jp/606/005606_hanrei.pdf
3）平成13年（ワ）第1455号 損害賠償請求事件（東京地裁 平成15年２月24日判決）
https://www.courts.go.jp/app/files/hanrei_jp/709/005709_hanrei.pdf
4）「民事交通事故訴訟 損害賠償額算定基準 第50版（赤い本 2021年版）」（日弁連交通事故センター東京支部／編）、日弁連交通事故相談センター東京支部、2021
5）平成25年（ワ）第3085号 損害賠償請求事件（福岡地裁 令和元年６月21日判決）
https://www.courts.go.jp/app/files/hanrei_jp/777/088777_hanrei.pdf
6）地裁民事第一審通常訴訟事件・医事関係訴訟事件の認容率（平成11年～令和５年）、最高裁判所
https://www.courts.go.jp/saikosai/vc-files/saikosai/2024/240610-iji-iinkai/240610-iji-toukei3-ninyouritsu.pdf
7）「令和５年 司法統計年報：１民事・行政編」（最高裁判所事務総局）、第19表：第一審通常訴訟既済事件数―事件の種類及び終局区分別―全地方裁判所
https://www.courts.go.jp/app/files/toukei/721/012721.pdf

Column

私が消化器外科を選んだ理由

学生時代、私は内科志望でした。ポリクリの自由選択でも、進んで内科系の診療科を選んでいました。ところが、さまざまな科の疾患を見るうちに、私は思い悩んでしまいました。

こんなにも「治らない病気」が多いのか、という事実に打ちのめされたのです。

「治る」という言葉を、「医療の介入が要らなくなる」と定義するならば、ほとんどの病気は治りません。私たちが出会うのは、病院に通い、薬を飲み、定期的に検査を受け、時に入院したりしながら病気と半永久的にお付き合いする人がほとんどです。もちろん、こうした患者に対して良い医療を提供し、社会生活が送れるようサポートするのは大切なことです。しかし、自分が患者だったなら、きっと真に求めるのは「病気から完全に解放されること」ではないか、と思ったのです。

私が外科に魅力を感じたのは、「病気が治ること」をゴールに設定できる機会が多いからです。胆石症や虫垂炎、消化管穿孔などの良性疾患は、ほぼすべて手術で治ります。悪性疾患でも、外科が担当するケースで目指すのは、やはり「治癒」です。患者のがんを手術で取り去り、5年経過して再発がなかったとき、「おめでとうございます。卒業です。これからはもう通院しなくても構いません。」と伝えることができます。お互い笑顔でお別れできるこのときこそ、私が外科医として最も嬉しい瞬間です。

ちなみに外科系のなかで消化器外科を選んだ理由は2つで、疾患人口が圧倒的に多く、たくさんの人の役に立てることと、扱う臓器の種類が最も多く、疾患が多様性に満ちていることです。

ある年の正月、実家に帰ったとき、父がこう言いました。

「健康な人は1年の抱負を語れるかもしれない。だけど病気を抱えている人はきっと、“今年こそは病気を治したい”と願うだろうね。」

私はこの言葉を聞き、はっとしました。「治したい」と願っても治せない患者が多いなか、自分は患者と一緒に、「もう二度と病院に来なくていい未来」を目指せる。そんな仕事ができる自分は恵まれていると感じたのです。

もちろん人によって相性のいい診療科は違うでしょう。もし読者のなかに私と同じ感覚の持ち主がいれば、ぜひ外科を選択肢に入れてほしいと思っています。

おわりに

本書を最後までお読みいただき、ありがとうございました。

初期研修医として必要な知識を俯瞰的に学んでいただけたでしょうか。

私が本書を書こうと思ったのには、理由があります。

初期研修医にとっては、「ワーク」から「ライフ」まで幅広い知識をまとめた入門書が必須であるにもかかわらず、過去に類書がほとんどなかったことです。

その理由を推測するに、おそらく多くの医師は「自分が初期研修医時代に何に苦労し、何に不足を感じたか」に関する記憶が曖昧になっているからではないでしょうか。私たちの頭は、過去にあったネガティブな思い出を「上手に」封印することで、自分への有害性を無意識に軽くするのでしょう。

しかし、何かを習得すると「習得する前に世界がどう見えていたか」をイメージするのが難しくなる、というのは、後輩を指導する際によく感じる課題です。この種の想像力が豊かではない医師も多く、これは本人の学力や臨床力と相関しません。どの分野にも「プレーヤーとしてはすこぶる優秀なのに、指導者としての力が十全とは言い難い人」はいますが、その理由が、この想像力の不足にあるのではないかと私は思っています。

初期研修医の頃、厳しい環境で激しい波に揉まれた私の頭には、長らくこの本の構想がありました。「知っていればもっと楽だったのに」と感じたことを、将来、後輩の先生に伝えよう。後輩が私と同じ苦労をせずに済むような本を書こう。そう思って過ごしていたのです。

その思いが今、この本に結実したと考えています。

実は本書の完成までには、企画から出版まで約3年半もの月日を要しました。どのテーマを取り上げ、どのくらい深く解説するか。みなさんに良い本を届けたい一心で、悩み抜きながら書きました。

もちろん、消化器疾患ばかりを診るようになって久しい私が、幅広くgeneralな内容に踏み込むのは勇気のいることで、実際、骨の折れる作業でした。そのようななか、専門性の高い分野で原稿をチェックし、助言をくださった小林和博 先生（田附興風会医学研究所北野病院 薬剤部）、武田親宗 先生（京都大学医学部附属病院 麻酔科）、高羅愛弓 先生（石井記念愛染園附属愛染橋病院 形成外科）、荒木優子 先生（荒川・荒木法律事務所）には、心から感謝いたします。

そして、本書の企画立案に際してさまざまなアドバイスをくださった羊土社の西條早絢さんと、多くの医学書を手がけられた豊富な経験から、数々のすばらしいアイデアをくださった吉川竜文さんには、感謝してもしきれません。

みなさんが本書で得た知識を、今後の「ワーク」と「ライフ」で大いに活かしてくだされば嬉しく思います。そしてみなさんが先輩になったとき、ここで得た知識を後輩に伝えてくだされば本望です。

いつかどこかでみなさんとお会いし、本書について語り合える日を心待ちにしています。

2025年2月

山本健人

索　引

数字・欧文

和　文

か行

さ行

た行

な行

は行

ま行

や行

ら行

わ

Profile

山本健人（やまもと たけひと）

2010年 京都大学医学部卒業。
外科専門医、消化器病専門医、消化器外科専門医、内視鏡外科技術認定医（大腸）、ロボット支援手術認定プロクター（大腸）、感染症専門医、がん治療認定医など。ファイナンシャル・プランニング技能士２級。
運営する医療情報サイト「外科医の視点」は累計1,300万超のPVを記録。SNSでも積極的に情報発信し、Xフォロワー数は10万人超。19万部突破のベストセラー『すばらしい人体〜あなたの体をめぐる知的冒険』（ダイヤモンド社）ほか著書多数。

2010-2015年　神戸市立医療センター中央市民病院
臨床研修医・外科専攻医
2015-2017年　田附興風会医学研究所北野病院 消化器外科医員
2017-2021年　京都大学大学院医学研究科（医学専攻・消化管外科学分野）
2021-2025年　田附興風会医学研究所北野病院 消化器外科医員
2025年4月-　京都大学医学部附属病院 消化管外科

医師１年目になる君たちへ：誰も教えてくれない些細で、とても大切なこと

2025年　3月15日　第１刷発行
2025年　5月30日　第２刷発行

著　者　山本健人
発行人　一戸裕子
発行所　株式会社　羊　土　社
〒101-0052
東京都千代田区神田小川町2-5-1
TEL　03（5282）1211
FAX　03（5282）1212
E-mail　eigyo@yodosha.co.jp
URL　www.yodosha.co.jp/
装　幀　HON DESIGN（小守いつみ）
装　画　アキオカ
印刷所　日経印刷株式会社

ISBN978-4-7581-2432-4